海外館藏中醫古籍珍善本輯存（第一編）

第三十九册

劉金柱　羅彬　主編

病家須知·坐婆必研（二）

病家示訓

眼科新書·眼科新書書附録（一）

廣陵書社

診法類

病家須知·坐婆必研（二）

擇善屋藏板　天保五年刻本

病家須知巻之六

傷食霍亂のこゝろえを説

微食滞にて心下支結たるものあり。其支結たるもの、下降なくば食せねばよし。支結更日不解者は、緩下を促す可。霍亂吐逆したる後にて。大便不通ば。腹氣不和て妨害ば。これも緩下て可なり。とあるさまなれども凡く吐をれば。自利もあるものなれば下利なしとて。遽下す不可。いよく下利なしと知て後駃藥を行ふよし。傷食は外邪と合して發もの多殊霍亂は必外邪ありて發故に喫たる物の可否には拘ず。腹痛吐瀉を催なり。吐下甚く手足も冷腹痛止がたくば遍に臍の左右の天樞といふ穴に灸を施し。天樞は。兩乳の間をとりて。八つに折て。それを八寸と見て。臍より左右へ二寸づゝ隔たるところが穴所なり。これを一寸五分にとるはあし。婦人は。肩胛骨間をとりて。八つに折て用ふべし。又臍上へ灸するもよし。塩を填て灸するならば。熟艾を以べし。塩熱なりたらば換べし。腹痛あるところを。何にもあれ。阿是灸にするもくるしからば。急卒の間に。穴所を揆定んとしては。醫者も來らず。遅延になること多ければ。吐瀉甚く脈も微になりたるにも。迅速灼艾するが切要なれば。透徹べきところを認て頻灸をすべし。灸を禁すところありといふも。平常のことなり。灸に宜からぬものは。周身皆禁灸ならぬ所もなく。灸して可とりには。禁ぜざれところもあらバ急遽の時にあたりてなに守株の鍼科などのいふ説に従て後悔せぬやうにするがよし霍亂の病者ハ體の冷を禁ず衣衾などを厚被て厠へ登ても寒ぬやうにするがよし飲液も暖物を用べし微温及生薑湯ハ嘔残促ものなり熱湯を嫌ものに冷水のことがうけよきものなれど裁配のあるところあれどもはづる太和湯がよしゆゑに藥なきときにハ生薑湯にても霜糖湯にてもたゞの暖水にても多用べし大に吐瀉て後も腹力疲弱ものなれバ慢視すると死ぬるなり手足厥冷にも附子を用ることあり灸も頻にすることなりまた浴巾を沸湯に漬胸腹頭頂肩腰までもよく熨て速温暖になるや

うにも悪し。腹部を令温こと尤よし。頭を熨たらば衣服を以て被覆て風に中しむべからず。また熱湯を盥に盛て兩脚を浸入。湯冷ならば更熱湯加て脛以下を令温べし。萊菔葉を煎じたる湯を用て益佳。塩湯もまたよし。嘔逆劇ものも辛辣の極及粘稠泥滞やすれ藥劑は。多服べからず。熊膽などの至苦も禁ず。却て吐を促の患あり。故に吐かぬる者に熊膽を用て吐ことあり。嘔未止ハ食物一切無用なり。些も與れば更吐を促ひ吐をれふれまた下利て遂には腹氣接續ず。死ぬるにもいたれば。尤之を禁ことなり。身體四肢厥冷ものを速に催暖て發熱吐下も止やのて遍身に汗出るやうになりても。決して死なぬものなり。故に

熱徴發たらバ。速藥劑なるを暖水。白飲茶湯の類なりとも頻に
喫せしめ衣被を温覆微も風の來往ぬやうにすべし。又乾霍亂と
云ふ吐も瀉もなく。苦痛甚しく。心下痞堅胸肋に衝逆。呼吸も今に絶
んとするに至。躁擾悶亂ものあり。此證壯實者に多し。老人に
あれバ。卒厥昏冒世醫誤認て之を卒中風なりと稱治を失こと
多し。此吐瀉なくして苦悶甚きものハ吐こと能ねバ死ぬる故
に。速吐せんと欲ども。醫を招べき暇なくバ。藥舖に越前產蔕と
て越前より出る甜瓜の蔕あり。其莖を剪て蔕ばかりを秤三四
分も細末にして用れバ。適に吐を促るなり。それも末にして舊
なりたるハ効なし。又是も得がたくバ。蒼蠅の頭を二ツばかりと

を濡爛滌湯にて服さし。苦瓠白穰もまた能吐しむ。五七粒を細末にして用。茶實もよし。或は人糞を蜆殼に一ツぞつを喫しむるもよし。糞汁を濾して汁のみを用るなど。尤よし。この期になりて劑者は。鹽湯ぐらひにては。不濟事なり。已に吐べき勢あらば。鳥翮にても筆尖にてもを。又は指をいれてなりとも咽嚢を探て吐を促べし。又は。紫圓或は備急圓などいふ。巴豆の入たる丸藥を碎用て吐を誘ことあり。或は巴豆の肥たるもの二粒許に。胡桃などの類を擂和て其油を絞て熱湯に滴沸服しむるも。吐下も。凡て巴豆剤用て吐下止ぬるには水を喫しめて止るものなり。冷粥などもよし。吐剤の類も。冷水にては静熱湯にて動なり。

輕證ハ赤小豆の細末腥氣あるによせ一二匁も用ゆれバ吐しむ。炒たるも其効あし。またさ蕗吾の莖葉を絞て汁を多取て服しむるも。鹹たる贋熊膽陀羅助の類にても。能吐ものあまた。また塩湯にて吐しむるハ。生熟湯とて。百沸湯に新汲水を合て塩一撮を投て服しむるなり。至ての輕證にハ用べし。さハいへど俗家の處置にて劇吐下の劑ハ。行がたきものゆゑ。それよりも第一に理會べきことハ。霍亂の。吐下なくして苦遽ものも。捷疾その身體を令温暖バ。自然に吐下もあるものぞと思て。必く不胡亂がよし。凡て此編にハ。急卒の用に供んために。其梗槩を述までにて纖ハ説了ざれことゝ慮べし。

一切の毒に中たるときの心えをとくし

砒霜石の毒に中たるれば胸腹大に絞痛し咽喉より胸腹の間熱鐵を喫が如く何とも形状べきやうなき苦満をおぼえ吐んとすれども吐こと能ば下さんとしても下らず或は自吐下するもあり面色青惨頭熱脚冷やがて不省人事に至ものなり一應の藥は礬石の細末六七匁と水に拌て服しむるを可とす人尿及人糞汁も能其毒を解す如此の物効なきに非ず大凡一切の毒に中たるうちにも此毒の猛烈なること尋常毒藥の類にあらば古より人を毒殺するにも多く此物を用ると聴り今昌平の世なれども武家などはたゞ殊く此等の毒を解すべきこと

些を知ざれバ。不虞之患なきにしもあらバ。故に今こゝに比類なき解毒の物を傳ん。記得て遺失ことなかれ。大凡一切の毒を解するにも。油に優るものあることなし。毒にも百般ありといへども其毒の害を為大槩を比喩て説ば。鑚刃やうの物以て刺螫抓破が如きものにて。鋭なるハ直に死をいたし鈍ものハ苦痛せしむ油の質ハ圓滑にして。能其頴質を裹纏て衝勢を退せしめバ故に假令毒を喫たりとも。迅疾に油を服ば。死に至ことハ決してなきなり。又毒せられたりと覺なからバ何にてもあることを辨知べれに至ざるも。遍油を多服バ必解するなり。但の油なりとも撰ところにあらむ。なほあふ懸燈燈籠の盞を傾

く健啖べし。世に珊瑚よく毒を解す。毒藥身に近けば珠即碎裂
といふも大なる妄言なり。信べからず。
斑貓葛上亭長の中毒にも。腹中焮熱。小便淋瀝。陰莖内痛甚これを
血を小便より通利。或は血を吐下に。龍腦樟腦よく其毒を解す
るを試く効あることなれども。是また油を服には若ことなし。
硝子安善那の類も。毒害を為ものなり。是まさ油を用てよく其
毒を解すべし。
吐酒石といふも。劇吐下劑にして害を為ことあり。是まさ油にて
能其毒を解すなり。
瓜蒂といふも吐藥にて。苦味あるものなり。世には吐すべき證

ならぬとも吐しめて饅に悶しむることあり。或は妄に過用て
吐の止ざれたれともあまり瓜蒂を用て毒に中たるには純粋麝
香二三分も。細末にして服せば頓に解す。味噌糞の冷たるもよ
し。寒水を服せたるも。瀉し効あり。冷粥も可。惣て一切の毒の。熱
に會て發寒を得て止ことを預記得べきなり。
烏頭附子の毒に中りたるは昏眩麻痺戦慄の甚きは。脉微に四肢厥
冷もあり速に味噌糞の冷たるを服さし。醶醋なと多服しめても
必解には油を流し効あり。雖然如斯の藥物は瞑眩して却て偉効
を奏ことあれば。強に之を解をるに及ざるなとあるでも。漢土
の昔附子の細末を丸藥にして。椒房の婦人を毒殺さる例もあ

れバ。之を解することをも。詳に知らんばあるべからず。方證相
對して措されをいふにあらずと知べし。
阿芙蓉の毒に中たるもの。初は酒に酔たるが如く。居頃失氣。或
は睡り覺がたく。口より涎沫を流し。胸腹支滿。呼ども應ふること
なく。日を經て解ざれバ。機轉遂に斷て。必死に至る。迅疾蔘答。龍腦
を多服しむべし。精茗もまた驗あれども。苦くて不堪喫などに
濃煎じたるを多服す。細末にして頻服しむるにあらねバ。其功
あることなし。故に劇ものをきらはず。嚴醋を多用するが。
捷徑して効あり。頭面へも頻に灌ぐべし。苦迫甚きものに吐し
めて後に。醋を用べし。大凡醋は。一切曼陀羅花。烏頭附子阿片等

の蒙汗薬の毒を解するに殊効あり。砂糖も効ありといへり。又
灌水に一切の解毒の効あることも。予が既済徴言中に辨析を
見て知べし。今世に用るところの帝隷葭訶。一粒金丹調剤丸。金
匱救命丸などの類に此物を配合せるを用て其毒に中りたるも。
此法を用て解をなし。近時紅夷の醫流行してより。俗醫軽挙に
阿片の類を誤用て。後患を醸し。或は瘖瘂などに妄投て。立地に
其害を見。または睡て覚ざるまゝに遂に死ぬるものあり。よく
く理會て被害ることなかるべし。
河豚魚の毒に中たるは煮魚を煎服して能解す。焼てその煙を
口鼻に薫もよし。甚きは吐剤または人糞汁を用べし。糞汁尤其

毒を解す油も又効あり。辛辣香竄藥腦麝の配合たる品決して
用べからず。大に害あり。
一切の魚毒を解するには鹿角菜を煎じて服べし。
辣茄胡椒蜀椒及び一切菌蕈の毒に中りたるも鹿角菜よし。甚者は
人糞汁を用ふ。人乳牛乳の類も効ありといへり。油もまた可。菌
蕈の類其質をも辨知せず猥に喫べからず。頃に毒に中て斃もの
あり。我邦の僧支那に在て異菌を喫て其毒に中りたりしを見。傍
客は皆糞汁を服して治しけるに吾は死とも身を穢さじといひ
てそのまゝ悶亂して死けることあり。此僧の愚なることを笑
ひたるなれども。我邦人の膽力あることはまた思べし。

松蕈を菽乳と併食バ。酔ことなきも。菽乳よく松蕈の毒を解ゆ
ゑなり。
蕎麦を喫く毒に中りたるを解するあとも。第二の巻蕎麦の條に
いふが如し。海帯よく其毒を消すといふものあれど。予は未試。
菉豆蘭大麦小麦の類も萊菔汁よく其毒を解す。
竹筍。芋などの毒は。生薑汁を用べし。
昆布海帯紫菜の類は。嚴醋を服べし。
此編に挙るところ蒙汗薬の外は。其毒に軽重あるが故に。用と
ころの薬もまた差等ありといへども。其毒となるに於ても大
異あるにあらねば。前後参考て其理を明めば。なほ前の飲食の條

を通覧て辨へしれことなり。

卒暴なる病のこゝろ得をとく

沈睡病は。故もなくして偶熟睡し。いつのに喚起どを覚がたく。依違漸死る病なり。させる苦痛もなく。快熟やうにみゆれば。慢視して治術の及ぬやうになるなり。前夜達晨寝ざることあるかにあらざして。正に是病なるを知べ。疾搖醒頻に呼覚怕痒などしてみるとし。萬方ども昏睡覚がたく言動もなれどのもゝ。百會に肩井と大椎骨の両旁を夾て灸し。鼻へ紙條をふかく挿て見るべし。噴嚏薬を用て嚔をさせること。尤妙倉卒に用べき啻交にハ胡椒の末。蕁薬。煙草氣烈品。何にても其時に臨て細末し。

竹管を以て鼻中へふかく挿て息に任て噴なり。函嶺に「くさめぐさ」といふものを生ず。土人よくこれを知り。他國にも硫黄の多き温泉ある山にも產すといへり。頓採なきて蓄べし。此物舌交に用て効あるものなり。其佗も皂角細辛良薑の類も用べし。如此しても猶覺ざれば遍精煉たる醫人を招べし。されども。その病の怖べき證なるを知ざる醫ならば容易に拙の藥を用ひのたく却て害となることあり。故に請さる醫師に其見なくば速に打手を請て參謀をべし。死活拳術にて効あるものなり。肩を揉て見れば。深凝結たるものあれども。これを力を用て捽挫やうにすれば。頭中まで徹て痛が故に。病者聲を發べし。その時手を放ば頬に捽たるまゝに。肩の塊を背後へ。ぐりぐりと轉やうに。數次爲べし。臥たるは、爲も可けれども力耐がたければ。抱起て。病者の背を己胸へあてゝ。かの體の動揺ぬやうにして。たゞ肩ばかりを捏轉やうにもするなり。其後病者の體を己が胸腹へ擕住て。肩より胸肋を心下のかたへ。指尖を反し。掌に力を用て重按て。肋骨の中へ凹やうにもすべし。其手状直に腹部へ下て。心下より腹の兩傍を。定心に按下し。其後臍下へ左右掌を抵當うんといひて提起やうにしてさてその後に背の七八椎の邊を強に叩なり。おもを叩にも。四指を屈て。掌中を空虚にし。背椎骨を避て。屈たる四指と掌後とを將て。背椎を兩方より挾やうにし

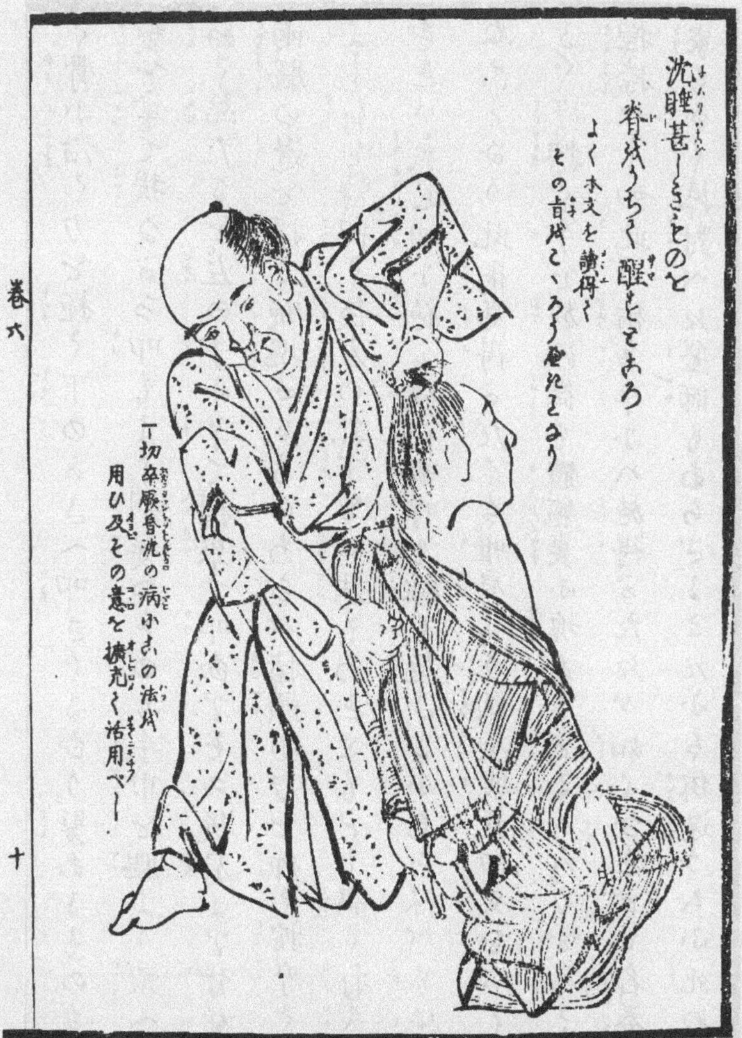
沈睡甚しきものと
よく本文を讀得て
一切卒厥昏沈の病
用ひ及その意を擴充て活用べし
巻六
十

く骨に沿て力を極て下のかたへ叩さぐるなり髪あるものは髪を拿て提るから叩もよし剃髪のものは手巾を腮より頭へ絡て結たるを左の手に拿て擡擧て叩なりその後肩より背槌両脇の邊を探て凝塊さるものあらば指頭に力を作て按摩てよし肩を轉回て後左の乳下を叩法もあれどももし誤て打失どもは氣息頓に絶るが故に呼吸も脈も絶さるにあらねば妄施ねないとなり此術爲得がたくさ。唯肩より頭項腹背四支をもてるぐ摩擦て手を放ば微も體軀裏に塊あるところは力を爲て捏捺べし如此の術倉卒には施得がたれが如くなれども名拳家もなく抵對べき醫師もあらざるときにもは依違うちに死ぬるものなれバ。有志者は常に記得て。不虞の變を救ことある為し。内服剤は。世間にきつけと稱る。蘓合香圓・延齢丹などの類も不可。また金匱救命丸。一粒金丹など此病に用れバ大に害あり。決して禁ずべし。龍腦・麝香などハ。用ることあり。麝香を融解には。酎酒を用ふ。偽造ならぬ品を擇て。一次に四五分も用ざれバ。効あることなし。薄荷が効あるものなれバ。汁を絞て多服べし。白芥子末を煎じたるも。熱湯に拌和て行るもよし。瀉血ことあれども。證によりて効あるものなり。おもにも反て。累日睡ざるものハ。狂癇になる徴なれバ。是法も恬視にならぬ證にて。速睡をるやうにもべれことなれども。この催睡藥といふものも。

用る秤量の至嚴なる物にて。若誤れば人を害す。故に爛熟たる
醫上に非ば。行ふたし。唯さ。寤にもあらず。寐にもあらず。數日を
歷ものあり。おきまさ懼べき證なり。遺精神の爽慧になるやう
にもべし。況睡者と其治法畧同ことなり。機活の治法は予が既
濟微言。水療俗辯等の書に參考べし。
〔癱瘓〕卒中痱は。倏忽に發ものなれども。細心を用れば。其幾を自知
ることあるべし。故に老人など最留意べきことなり。その幾徴
といふは。上衝。眩運。昏沈。頭痛。耳鳴。肩強等の證競起。及肋骨張起
胸脇下に支結あることを知。舌痱て語言遲濇。食時に粒飯の口
より漏出を覺ゆ。又は口裏に在てやゝ漏出るもの。頭汗溢。體

軀をべて氣逆し手足麻痺なさハ微冷或ハたゞ久坐たると知るべ。
頻に起歩がたく。或ハ箸。若ハ筆を執に。手戦なさる。字を寫んと
しく。不意指尖の唐突との。或ハ。渇睡か寢つのぬるか。又は悪夢を
見て睡ても安からざるあとあるか。或ハ。喜怒事に倦やすく頻
に欠しおるひは悲傷欲哭なさは。頻に瞋沮或は。笑ひて止がた
く或ハ。劇汗下劑を服ても。腹痛微にして。思ふどにな。大便の通
利なきの如此の證。二ツ三ツあらバ。此病の發幾にも非かと心を留
て詳察く。實に之を知あとあらむ。速人事に癈て思慮を省飲食
飲酒を戒慎勤て其體軀は運動し。房欲を退炎樂その宜に適て。
之を御べし殊卒難の初發ハ。停食過酒より由者多けれバ。飲食

卷六　十二

の擁護尤緊要なり。卒爾發昏倒すれバ。必喘息ありて。呼吸不利痰涎壅盛なり。不然ば。此病に非と知べし。其咽喉に壅盛たる痰涎を速吐出しむるやうにすべし。痰涎壅盛たるまゝに。泥滯やとハ煎藥ハ。蜂蜜にて調る劑及。丸藥など弐多服しむまべ。咽喉忽に閉塞て。直に命の絶ることあるなれバ。此用意にて。猥に鍼藥を行しむべからず。腹部四支へ妄に灸をすべからず。鍼ハ非所禁肩強者ハ。肩を刺て血を瀉こともあり。疾舌交弐行て。嚏を為べし。一切沈睡病の所措を異こと無れども。停食より來ものハ。速其停食を吐しめて効あり。肩井より肩胛の邊及左の方乳の後に中たる背筋強急をのなれバ。手を放バ力を須て摩擦て應ずるやうにもなし。此病ハ諸藏を上部へ牽引く。心下痞滿を以て病の原因を頭中に在るが故に之を胸腹の患と思ハざるの見然と腹部の苦惱にのみ拘ハ淺見なり。故に其證に依て頭を罨熨或ハ寒水を以て沃ぎなどして効を見ざるのあか或ハ釅醋を頭面へ頰に潑などして。利あともあり。又ハ項の正中螺旋髪の前後左右頸の髪際肩井大椎の兩旁骨を夾て灸をするあともあり。是かく小頸中の閉塞たるところが通ぜねバ雖バ腹氣も下降ぬが故に專にそこを治をることを要とせざれども其虛えより來との實塞より發とのとろ乃。治術の差別ハ天地懸隔あとなる是バ筆舌にも謂罄のたかあと多としく故に俗家にも罨熨瀉血灼

巻六　十三

灸内服剤ども。齟齬治法を施んよりも。委置て自然に任たるは
さも却て得利あり。是を以て。此編にして凡て治術の法を詳説ば。
たゞ何の證にもあれ。その肩より脊の五七椎の骨を左の方へ
三指横径をの里隔さる脊部巻四生児の聲を發ざる者を採と
おろにも所謂。五七椎の二行どふり及股膝の内外に平常の人
の按ても痛を覺る所あり。それ此力を極て按摩て。大益を得む
とあれば必強く行へし。虚實とも大便の秘をるも不可ぬ。病發
一日此過ても通利なくば。下剤を用るの。穀道の灌藥を施する又
ち蜜煎とて。蜂蜜五六匂許に芒硝一戔許を加て。漫火上に煎て
膠飴のごとくなる里たるを捻て。大も長も指寸でにして頭尾

をもに括して柔く肛門へ夾なり或は芬吹の頭を去て油を口に含その吸管を肛門へ内息を極て噴こむ為し。蜜を以るにも芒硝の麁末二三匁許に。蜜五六勺と水一合許を和て火上に沸く後に噴いれてよし。又ハ小児の弄具に竹にて造さる喞筒あり。其口を木賊やうの物にて磨て。あれにて射入るなど尤よし。其口小烟吹の吸管を接換たるなども滞さ可べし。小便遺失もするも。難治とせしども其中にまゝ治するもあれバ決して不治とる断がたし。卒癇醒悟て後に。多く手足の左右偏に不遂に為ものなり。手足ハこのみと思ことなかれ。頭面腹背にも。其汗滞あるなどあり。又凡て癇の患者へ。温煖にして。遍體に汗といふかごにあらず。常に滋潤あるを良とし。大に汗をとるを決して禁べし。又手足の冷るを喜ばられども少しにても行歩のなるならば。杖に扶てなりとも旁より扶持てありとも宜く散歩せて身體の運動やうにすべし。凡て飲食の消化第一義なり。往時より此病を。外邪のやうに説ども。これら差謬にて悉皆内因の病にて。多くは攝生あしき者に發る。壯歳にて患るは黴毒もあり黴毒より發るものと。内損などより来るものと。同治術を施せば。大小徑庭あるが故に、多くは廢痼不治となる。壯者の黴毒より原る癖病は。十が八九も必治すべし。卒倒たる時より至して、其治術に懸隔あることを。俗家にもよく知べきことなり。凡そ疾は同證にても十人なら異のものにして。一槩にも領しがたけれどもなり。嘗て肥前瘡毒に愈て。癩病にならざるものを施治したりしが。手足の不遂や、治したりと思へるより。肥前瘡再發して。速に復素たるもとあり。又一人陰癬に胎藥をして治したるが。卒に變じて癩病となりたりしを知る。其治法を施しぬ。陰癬舊のごとくに發して。癩も全愈たるもあり。然れども。一切其病因の同異をよく辨別し既往を纖悉に醫に告て。藥を乞ふときなど。切要なりと省得べし。遠き。老人などの内因より此病を發する體の。瘢痕ある磁器に比て。病では本に復しがたしといふも。然れども。などと磁器も其破璺を補接して。再用に供べけれど。一向に治せぬと定べきにもあらば。世間擧て難病に灸を專にする事なれども。無益の手足など所亂灼よりも。脊骨を夾たれもしご灸といふなどがよし。そもちは脊椎骨の凹とある所夾て。左右を逐次に上より灼なり。其頭項脇背腹腰手足。指頭に至迄。日々怠ず按摩して大小あるものなり。總身の病。内藏にさせる困苦なき者へ強く藥を用るにおよべども。只其飲食を節し。心意を舒暢にして。導引を專に行ひて。偉効を見ることあり。其導引の法は。身體の凝結たるところをよく探得て按摩をするが佳けれバ。手の不遂は大推肩胛の間脚は腰の髎骨の邊など。指尖にて探てみれば。指頭に應く知るゝものあり。尋常の導引家は益すくなきとなれバ。父祖の病な

[illegible]其児孫よく自得て己と爲べし。累旬懈怠ず按摩をまなぶ。廢痼不治の證なりとも。苦惱を減ざるに禆益あることなり。世に長命痛といふ類も。癖に近く病にて肩の關節の間に小塊あるものなり。これら按摩て得利、癖病に苦薏花小茴香樟腦などの類を。布袋に盛。水煎一兩沸て。袋のまゝ絞て。大椎。肩背腰髎の邊を熨或ハ蒟蒻一枚を両に切て。湯中に煮て。布に裹て熱熨て可もあり。白芥子末を布に裹。沸湯に絞て罨熨も効あるものあり。醫方に熨劑ハ數種あれども。俗家の用るに[illegible]先を可なり。凡ての用意ハ。此病の荏苒ものハ。妄なる治術を施さず。無益の藥劑を内服んよりも。攝養を第一にし。灼艾罨熨なども專

にし其治のみを旨をしたるものよし餌食には薬菜白芥子生薑辣茄蜀椒胡椒葱白薤白大麦赤小豆鮮魚の羹汁味噌汁及鶏蛋野鴨などの肉を除て羹汁のみを多く啜たるもよし白芥子薬菜の類尤効あるなり食事に酎酒を微啜しめて可ものなれども強て為べきことにあらず總て酒は不中用病あることをよく領て識べし一切消化あしき品菓餅脯塩藏肉など決して食べからず食量は常の半を減たるが可凡て消化を要とする病なるが故に大麦赤小豆を不欲食者は陳廩米を日に二合許を限としてよし飽食て胃中壅塞をされば再卒厥て治をべからず。畏慎べきなりとなり。其他此病に於て諭示されしことあるは。既讖言及水療俗辯等の書に詳説たれば宜併考べし。

僵尸病は何の故もなくて。卒に僵て身體の運動止息眼を開たる儘、にて視のと思ども辨知なく口を動せども言語することなく名状呼ども應ることなく傍より手足を擧れば。擧たるまゝにて動かさくも死たるかと思ば。呼吸の出納もありて。さしく苦悶をなすも見えず此證をなせり小懊熱することなどありて。後發すること多まづ古交を以て噯をさせて身體を捍摩すること前の沈睡病に說が如すべし。灸を項身柱肩井あたりがよし。衣被を厚くして遍身の温煖になるやうにすべし。白芥子の細末に麵粉少許を加て白酒にて和たる状大椎身柱の部へ頻に多貼て

巻六　七

よし。灌水にて効ある病なれども。その消息へ。水療俗辨に於て詳にせし凍て發ることもある病なれバ凍死たりと見ゆる者にも。此用心あるべきなり。

昏冒ハ毒氣に觸ることある。彼たハ身體の運輸失常ことあるにて。倏忽に鬱冒失氣なり。此證初ハ精神なにとなく虚弱せるやうに自己にも思ひて頭中安靜ならバや。て機轉を失冷汗出て。脉微弱になり。手足冷なり。其病因多端なるが故に治方も亦異と雖ども頭面に寒水を潑嚴醋を器中に振揺て嗅しむるか。煆たる灰石と醋裏に投て。煙氣を嗅せるか。或ハ口鼻へ潠り服しむるか。鼻中へ噴かせるがよし。肩を探て凝塊あら

を拯くよし。下血崩漏及刺て血を瀉こと過多より發ものは其
頭面へ水を頻に噴かけて後に其身體へは衣被を厚覆て温煖
ならしむべし。下血崩漏の類は速その血を止ることを尤切要な
り。崩漏を止ることは前の婦人の部に詳説たるを看べし。滴さ
暴怒驚駭熱氣氣悶或は喜躍等にて發者へは却て血を瀉て効あ
ることのあり。また干氣過度して發ことのもの。これへ里氣酒などの
類を嬿ることもあり。抑もにて放血をなし。又夏秋燻熱の時
害中暑井などの鬱氣に觸て發ことのへ頭上より遍體へ水を頻
に灌て速効を得ことあり。醋を用ることもあり。香竄の藥氣
に觸て發ものは。人乳を服しめて効あり。前の中毒を治する意

卷六　十八

と蝓くよし。醋を用ゐるともまたよし。酒に醉て發ものは。頭上より寒水或大に灌。醋を嚥しめ鼻中へも噴。または舌炎を施てよし。甚きは井側へ將來。髁體にして頭頂より水を大に灌く。其後衣被を厚し高枕に臥しめて効あり。昏冒發る時を過ものは。經脈の運動漸に歇止て。遂には死に至るが故に遽に治を施に非ば救得がたき證なれば依違時を失んよりは。迅疾に上、に述ところの治術を擇て行べし。藥劑は。揮發香竄の。麝香龍腦の類。又は蕁菜汁。白芥子末を。沸湯に泡ざるなどを喫しめて可。白酒も多服しめざれば効なし。一粒金丹。金匱救命丸の類は。此病に大害あり。昏冒の證。前の僵厥病と混し易く。其類を同して治術小徑庭あることなけれ。俗家にも詳辨て。沈思認得べきことなり。

眩運の卒に發こと。留飲も癥瘕も衄血痔血などを頓に止たるよりも。卒痱の漸にて發し。臟躁。またハ停食より來もあり。其他虛痰。瘍毒。及胸腹攣急等の病因。また何にても毒氣の頭部へ上衝さるの。又ハ太陽光線の眼中を射て。此證を發もあまて。一定しがたし。卒に發とも怖べきにもあらねども。只用心べきれ。其初病前頂よりきるの心思をのれ。大故なけれども後頭より漸てやのて眩運と爲と知るも。決して忽視をべからず卒迫の變證發て死ぬることあり。耳鳴てより眩運さるも比眩運ありて

後發たる癖ち。治しのぬるが多だゞ尋常の眩運ふへ。寒水を喫
く。即効あるとのあり。眩運卒倒たるへ。前の沈睡病の導引ふ從
く可。

【睡驚病】ことく。夢中ふ怪れ鬼神の形像物怪を見て。驚るおとの甚
く。聲を揚て喚叫ふ。旁人も驚駭さる、おとあり。如此者ハ。必仰
ふ臥て。頭中の位置あしくなるの故ふ發る證多けれバ。速ニ喚覺
く右を下ふし。手を身ふ副て。側臥ふ為べし。然バ多ハ從て快熟
とのなり。無病者なれバ。のく驚るも妨碍なれおとなれども。癇
癖などある人の。數此證發ハ。忽棄ならぬおともあり。水腫癖病の
勞瘵などの患者ふ。此證あるハ。凶徴と顧慮べし。此證停食より

發することあれバ。それらハ自省べし。又現に異態の物の枕邊に在を見。或ハ鬼魅怪獸の類に惱さるゝことあり。畏怖ものあれバ。決して之を鬼神罔魎の所爲なりと思惑ことなかれ。如此等。皆癲疾にして。精神の患なれバ。初巻に述たる。鼻息心を調る法を以て。之を鎭れバ治せざる者あることなし。或ハ睡る間に。ふと起出て。戸を開て奔出。或ハ常にハ登えざる屋背木杪。或ハ阽危地へ。なにの戦色もなく陟ものあり。是ハ夢に見しことを。起て爲のことにて。奇むべきことにあらず。故に其人覺ぬれバ。自己も大に怖なり。此夢癲病ハ。大に呵責批激て。深悟しむれバ自然に治ものなれども。如此類ハ悉精神の穩静ならざる者にあることにて。平常に教誡して。其心を和調になるやうにすれば。發ことなき證なれば。偏にこれを病とのみは稱がたのれなし。世に熟寐と。頻に凶夢を現る生質にして。寤覺といふことのあれども。然れも熟寐するといふにもあらず。真に熟寐ては夢へ見ぬ分なり。淺く見し夢證の。蚘蟲ありて發もあれど。是もまた記得べきことなり。

癲癇の。癇とも間の字に从して。神氣を病の為に間隔らるゝといふ義にとりてみれば。一切の癇と名づくるものは悉皆精神に關係る病なることも明白なるを。古よりかゝる字義とも謬解たるによりて醫者も其病因を知ざるもの多し。昏冒。眩運。彊厥。洸睡。不寐。眯魘。夢覺。婦人藏躁。子藏諸病の類も。皆癇なり。其佗。鬱悒所憂鬱憤懣悔懊熱望慮も亦癇なり。怔忡驚悸上衝頭痛耳鳴等の病も十が六七ハ癇より發る。癖疾も亦癇と相違ならぬものなる故ハ癇より變じて癖となり。癖中に癇を發したるなど常に見るところなれバ。この後藤家に癖ハ癇の陰證ともいふべき病なりといひしハ。よき裁量ともいふべきなり。今世人の現にさして癇と名づくるものハ。精神平常とハ異にして。諸般の運爲悉常度を差。癡呆になり。怜悧になり。暴怒奢肆喜笑鬱悒甚きに至ては。狂躁またハ井に投自裁するの類。其證千態萬狀纏攣あたし其中に身體卒に攣急搐掣。口鼻より白沫を流し。怪聲を發て叫喚。水火に投とも自覺ず。大小便遺失するなどの證

などあるものを名て癲癇といふ癲とハ顛の字にて病卒に發
て昏倒といふ實に不意に發る病なれど病の爲に高より墜水
に溺て死ぬるか身體を損傷て思ぬ危難に會ことあれバ頭其
病の將發を知どんべあるなのらバ此證不計に發が如し雖其
以前にハ心意なにとなく爽快せず沈黙として樂バ眼光異常
[illegible]が如にして睡えバ欠し嚔し口中に臭氣を發し身體沈重或
ハ眩運するも耳鳴も頭痛するもあり此證發る時定なけれバ
自己ハもとより旁人も今此に載るところの證をよく記得て
不慮の變を禦べし病發三年計過るとのにあらバ多ハ治さ
べし處女に此病あるハ治を加バとても天癸至ころ自然に愈も

ゆありて凡て此證ハ鬱毒より來るもの多けれバ瘡瘍瘰癧の類を

たる癬疥等を患中に發しなバ勢て排托べし夫れより速に平

治すのあれバなり小児の驚癇も此類なれども癲癇との區別

ある搐搦甚けれバ死に至る癲癇ハ病發ども自然に故に復し之

が爲に死ぬるものなれバ小児の驚癇ハ其初多くハ吐乳より漸

こし小児の條下に説がおとし綜凡如茲の病の考妣の遺毒よ

り由ハ父母癇證を患て其子も亦癇證を病父母癲癇ありて其子

も亦癲癇を發せるものも全治がたきものなり癲癇に限ず惣

て癇證あるものに瘈瘲などさせて利こともあり一蠶の勞瘵

の病人に瘈瘲とも、めて効を得さることもあれバ又も癇證勞瘵なとを患るものゝ機を轉て一向に神佛いちすにして驗あともあり凡てのゝ衣病を服藥のみにて愈さんと思ひ、或ハに俗見にて必く老臉皮に病の條理をも辨知せず治驗を経たるなともなき藥を多衒んが爲に口に任せて人を瞞しそれを職業と思ふ賤工の所爲に惑さるゝことなかるべし。又惣て癇證の病者の居室をも常に潔淨爽涼やうにして眼にも嫩緑草木花果の鮮麗ものを見衣服臥褥も汚垢たる物なきやうにして飲食も切に減損くたゞ消化やすき品を擇び蓴菜芥子紫蘇などの類一切芬馥あるものハ斷じて喫しめ間敷蜜柑香橙梨葡萄西瓜等の類を少づゝのかるく喫しめたるがよしされども粘稠あるもの饂飩小麥粉など肥膩膏粱品類を禁魚肉の新鮮ものの些少き、擇用るもよし。されど健啖せしむるならば咽乾を大にあしく。消も必後害あり。また癇證に灌水の効あれも予が常に試て知ところなれども、其種別を此に説んとせバ頗煩重に渉が故に別に水療俗辨の書を著て、俗家に示す。また蚘蟲ありて癇を發するものも直に蚘蟲を治して効あり。此蟲の形ち蚯蚓のやうにして色白し。鷓胡菜湯といふ薬などを連服し之を下く得利なし。俗家にもまさ記得べし。

狂癇の病因も各種ありと雖其躁擾兇猛者ハ吐下劑をもに。他の病者の抵當にくる効なき病なれども其中至て平淡なる

剤にて助効を見ることのあれどその區別といふに解説とも俗人に
は了解がたきことなれば詳にハ記さず此病十が七八は灌水
及瀑布泉にて愈ることの多けれども尋常の事にては効なければ
多瀧ることとなり。もし去らせんとたへ姑息之慈愛を他にして
治術を行べし。傍より延纏妨拒とのあれば之を治することを
知たる醫者も如意に術を施がたきことのなれば必疑惑ことな
く巧手にして果斷とあるの醫士に一任ざれなて輕證は慰諭
苛誡し心意を靜定しむべきものもあれども其勢劇た病者は
嚴酷に呵責て撃敲繫縛或は監舍に入く困厄からしむるにあ
ら祢ば治し得ぬものなり是神氣の險悍たることの鎮止るに

大益あるを時宜に應して簡裁べし。水を灌にも患者を撰擇し
て井旁へ携へ大に灌ぬしと。曰く懈なるを可とし。其水の應否の差
別ハ一言に證破しがたきところなれど。今其梗槩をいはゞ肥色
赤者よりも痩て色青白ものが水を灌て速に効を得るなり。さ
もなくして其腠理緻密ならざるものに灌水を一擧にも施しがたく。大
に酌用あるなとも。水療俗辯に記を看べし。水を灌たらバ疲勞
なしなどいふも。大なる俗見なり。水ハ腠理を閉密る故に衰弱
たるものに水を以る理あるを須知せざるが故なり。まさ劇き
狂癇に水を灌ところの准抵ハ傷寒の條下に圖を出したるを
視て知べし。

肩項卒痺ハ故なくして肩背卒に強痛頸項に及び裂が如くに知り心下苦迫と思ふまもなく昏眩言語すと能ず甚れハ失氣面色慘淡脣紫黒色になりて手足厥冷ちし世俗にはやうちのさといふ最急劇證なり迅疾あらバ刃双剃頭刀やうのものにて肩胛の堅結たるところを斫て血を瀉すべし或ハ茶盞などの類を打破て肩の強たるところを抓破て血の饒多瀉出やうにするとなり血出がたくバ吸角を用べしされどもさやうの器もなくバ口にて吸出てよし又壜の口大きものを用て發燭に火を點て中に投創口へあて手を放バ項刻あきべし血を吸出すなり小碗或ハ茶盒などの類茶盞やうの物にてもつがふ

このき器の口竅腹淵を用ひてよし。此證發るのち。平常上衝氣逆胸腸痞塞。合身をべく上實下虛。諸藏牽引に由るの多きが故に常に其體息心氣調和する法を勤行して患を避べし。病の原因は。父母遺毒轉染黴毒及肥前瘡などゝを含て鬱毒あるより發るもの。十に八九なり。よくそれらのことを顧慮て再發の變を防べしそし發ときは再三に及ときは卒死救べからざるにも至ものなれば。かゝる忽視すからぬ病なりと思ふべし。

衄血の出るも妨害なく妄に止ても。後害あることあれば。其自然に止を待たるがよけれども。もし饒多に漏出て止がたれば。また怖ることなきにしもあらねば。之を止て可鼻孔に。綿或は紙を捻て嚏さす。或ハ礬石の末を鼻中に噴入るゝ。或ハ頭上より寒水を沃のけ。臂股を布または條帯などにて纏縛べし。尤久く縛たるまゝにおくべからず。とく解てまた止ざれバ。また繁てよし。また紙数番を摺畳て水に浸し。頭上に安て。そのうへより熨斗にて烈火を盛て熨てよし。或ハ寒水を両脚に灌ぐ。くるぶしまでにても即効あるものあり。もし脚冷るものハ熱湯にて温て可着もあり。熱湯に礬石の細末二三十銭を投て。総身以下を入て温るもよし。また寒水を頻に内服て止るもあり。寒水を不意に其人の頭上へ掛け。驚駭させて即効を得たることもあり。何にも時の宜に従ひ。機に臨て用べし。

〔吐血咳嗽〕につきて血絲を痰唾中に交る者も怖べけれとなり。是は胸中に破裂たる所あるなれば軽視すれにも大に吐血して卒死をするり。不然ば大患になるものなれば必急視ならぬことなり。抵当なれ薬もなくば。自己の小便を頻服べし。無病の小児の溲を用るもよし。穀食ぬ児の溲にもさして悪臭もなけれものなり。世人も犀角を専に用ゆれども劇證にもさせる効なし。此證に大便の通じなけれど大に秘結をするも可ならば便利に滞なきやうに預其用意あるべけれことなり。吐血に[illegible]中などの絡を刺て血を取ることあるも胸内へ追ところの[illegible]を遁んがために急劇證には止ることを得ば行ことあり。内服剤も其證

巻六　廿六

に従て區別あれども俗家の備急に。捷便ことを授ていふべし。土瓦を細末にして。冷水にて服るも。百艸霜を末にして用ることなどよし。又單に新汲水を大に噀て即效あるもあり。又嘔逆ありて飲食と一同に吐出して。其色黯黒ものは。胃邊の破傷たるより来るなれば。多は愈るなり。食を交ぜ血ばかりを吐こともあり此證は必嘔氣あるものなり。血残吐んとすれば大便へも血を交て下るもあれば。それを見て周章ども。纖絲の似を吐はのよりも治し易し。其腹中に蓄たる血は。速下すべし。酒客などの吐血は十が七八此證なり。破傷の創さへ愈れば。後害なきをのなれども。酒食の慎あしければ。大に吐血して立斃することなり故に怖ることなしといふにもあらず又肺癰或ハ吐血の證瘕に治したる後にも。必首巻に述ぶる體息法を調和る術を學てその再發を御べし。肺癰及吐血のいまだ治せざる間にも予ハ此法を授て其。重患を免しめたることを試驗比比なりし世の有志者よく其意を得てごとも從事あれことなり。

脫肛　大便して後卒に脫肛致すことあり。小兒に多あることなり。手巾を熱湯又ハ塩湯或ハ乾萊菔葉の煎汁などの熱きに浸しよく熨て後に食指と中指とにて揑住送入ながら立しめて身を反せ後へ筋斗での至にして肛門を縮めバ速に收なり。もし出ること久く腫脹致したれハ。其脹さるところを爪にて纔抓破て血を出し。さて後に送納なし。若宿痔にて素常脱肛するは此の如くにして内ても。その原因を驅去ねば。平治せずして。大便の毎に苦悩なす事。常に癖になりては。いかにしても納がたければ。小蛤殼に綿を鋪て肛門に當。そのうへより布にて内裙の條に絞つけおくなし。ぞし痔漏になりたるは怒視をへならば。それより變じて不治になる者をまゝ見たり。又痔漏の初発焮腫甚しきを。臀癰などゝ誤認たる醫士ありて治術の失錯になる事たるも見たる事あれば。俗人にても其用心あるべきことなり。

長蟲下出 さなだむしは條蟲又は長蟲と稱て俗に寸白蟲とい

にハ差誤なり。あまりに駭るべし長さ十餘丈にも至るものあり。一二丈のものは怪むにたらぬことなり。此蟲の狀は扁平白色にて關節ありて上端は濶く下端は窄ぞその窄きの尖の細堅ところは微圓にゆる。これ蟲頭にて嘴もあり歯もあるやうなり。此嘴より生物を吸にもあらばしこく關節の間毎に細孔ありて。それより滲入やうに。飲食の液を吸とるなり。それを知んには其下たる蟲を取て。飲食の甘美液汁を蟲身に灌のくれば蟲の腹中忽に膨脹なと。口あさく吸が如し。これは饒に長きものなれば自然に茲のごとく周身に生養液を輸とみえ。さて蟲ありて病害を爲さるは其人の日々飲食する液を以てこの蟲の生育に餘あ

是ハ常の苦惱はなき兆に似たれども年を經るに從て血液中の
情識の氣漸に缺損し遂には病を發して癇となり又は鼓脹勞
瘵の類にもなり或ハ水脹なとにも爲て死ぬるに至までも此
蟲の害なることは排忿ぬとのあり嘆べきことにあらずや故
に此蟲あることを知ならば假令壯健にして微恙なくとも是
是を除去ことを爲ざれば後年の害懼へし穀肉を遠て榧實を
喫こと七八日にして其腹中の悉榧實なるまゝになるやうにせ
是バ蟲心下るきさまでにハ至ずとも食量を減して炒たる榧
實を日々怠慢ず喫て効を得たることのあり蕪荑仁蘆薈胡黄連
三味を丸藥にし長服て下たるもあり鷓胡菜湯といふ藥もま

た驗あることあり。又此蟲の偶自下るに。知得べきことにて
の出がたきに困苦て強く之を拽んとすれば必引斷て其餘を
腹中に殘む。其外へ出て斷たるものは。此蟲の尾にして。頭は必
上に向て内に殘。且關節毎に口ありて。生育に便よければ。其斷
傷處も自然に愈て死ぬることなく漸に長大なりて。後害を釀
にも至ることを明なり。故に此蟲の下の、出たるを。誤て拽斷ば再
その自然に出るを待ち難きことなれば。必強に拽ことなかれこの心得べし
蟲は冷を憎ものなれば。蚘蟲ありて痛甚く。甘草粉蜜湯などの
甘品を用ても効なく。萬方にしても痛止ざるものに。寒水を
大に嚥しめて。頓に止ことのあるは。蟲の委縮て咬たるところ

ことを離る故ならんか。去ばとていくもだい抜くる下りたれども

ば頗る難し。故に此長蟲の下り來ることあれバ先速に微温湯に

米泔水やうの物を加へ器に實その湯の煖候へ口裏の煖氣と

大畧同からしめ。其出たる蟲の端を此湯中へ没徐ぐに抜出バ

し其裏に出かぬることあらバ。少間手を放ちて再續ぐして抜なり。

その出かぬるハ嘴のあるゆゑにぞ其の腸裏へ嚙つくの故な

る關節ごとに竅ある蟲なれバ。腸の蟠曲の間に噏つきて離りつ

ぬるならんか其慮あれバ。強て抜バ。出かねて切斷にもい

たる道理なり。故に嘴の細尖て頭圓ところを見るにあらねバ

全體出たりと思ふとなかれ。此蟲あるものの疝氣腰痛などと患

のみならば癇痙攣急など發することなどもあるなれど前健飲て體氣充實あひだる害を爲ずと雖拽斷く後腹中に遺たるも。後年の害怖畏をなすことなし。又兒の母に此蟲の候あれば其生兒も多く搐搦驚癇を發し。しこのも救ふさるに至るものあるによれば其兒の穀食おろかに。其母の體質に似て此蟲己に腹中に生ずる故ならんと思し故に試に之が下されども通ずることなく効なかりしが。兒の脆き腸胃裏なれば。齒傷る、故に搐搦を發し。その嚙傷處遂に愈えたるにもあらんか、る證なる多く試驗たるにもあらねど。如然者には初に擧ところの三味の丸子など。生來より急を服しめたらば可ならんかと思し

は不年所予は近里に其むかし幼時に此長蟲を下すことありし
がそのとき強く挽たる故に腹中に斷たるが。其後何の妨害も
く年長し嫁て今に至ぬといふ婦人のありしが。三兒を生しに
の兒十ヶ月ごろに至れば。いづれも皆搐搦を發し。いかなる藥劑
も寸効なくして死さりし。其後また一兒を産ぬ。その兒の生て
百日許に至し頃。予に搐搦預防のことを問けるまゝ。試に蘆薈
蕪荑仁胡黄連麝香の四味を丸にし乳母ともに服しめたり
しに前兒の死さりし頃に至ても微の恙もなく。其翼また一兒
を舉しも彼た同劑を用ふ。此兩兒今に至て健に生長ぬされ
その長蟲をして生ぜしめざらんが為の所措なるが。背際に中

るにもあらんか。両児どもに其母の乳を些も喫しめバ乳媼も予が自擇たりしなり。はた此長蟲ハ蚘蟲ある者の腹中にも混じて生ずることあらんと思るゝハ。往年一病人の蚘候ありしに。鷓胡菜湯を與たるに蚘蟲十四五頭を下しゝ後。一日大便せんとして虎子に臨たりしに通ぜバ。努力久しくて一塊の物を下せり。其状假令へバ索麪引を一盌に盛たるがごとく色白扁平にして長さ一丈有余もあらんかと思るゝ。此蟲の全體具足しものゝ常に見るところより細き。たゞ一頭下して其後ハ蚘蟲のみ前後三十餘にも及び病愈たりし。凡そ蟲の證候にハ奇異なることもあるなれバその病者自よく注意べし。醫士にのみ一任さバ大小損失ある

ものなり。因に言べれば、痔の癢堪がたき者は細蟲肛門に生ず
るものなり。又古醫書に蟯蟲至微細形如菜蟲居胴腸間多
則為痔極則為癩といへり。此證今も現に見ところにてあきま
た省べれおとなり。

注轎舩く眩運頭痛悪心嘔吐をるおとあり。嚴醋を飲しむべし。
口鼻へぬるも嗅もよし。醋の中へ焼たる石瓦にても炭火にて
も投て嗅をるもよし。またば硫黄に火を點て嗅もよし。硫黄な
れされにば引光奴を用べし。

湯火傷にも雲丹を水にて解貼べし。速に行きば意表の効ある
ものなり。或ば鶏卵を水煮て黄ばかりを鍋に入漫火に手を止

ば炒ば油沸出るを取て聽用これまた妙なり。輕證も炭火上にかざすこと少時間すれば頻く堪よくなるなり。また燧筒の中に蓄るいちびがらの燒るを末にして油に和て貼も効あり。と或人の傳へたれども予は未試。

【咽梗】一切薬錢果核などの類を。小兒誤て嚥たるが。咽に噎て吐こともできず。いかにすれども降ぬことあり。其時には。鹿角菜を煎て其汁を服が可なれども。速は麻油なり。小盞の半許も用れば滑脱て頓に効あり。他の藥劑など必用べからず。此事を信濃の山家より傳へたりとて。秘訣とする醫家あれども。さして秘すべきほどのことにあらず。世俗のことごとしく秘傳ぐといふも此等の類なりと知べし。はた、鐵咽梗は、力を極く両手を高く上へ挙れば忽に治す。不意に背を拍もよし。此両法は、呃逆にもすることなり。呃逆には水を嚥も効あり。如此類のさせることにもあらぬは。世に記たる書ども数多ば。今此には罄ど。委細に領知んと欲ば。他書に検すべし。はた、因に説べきは、小児誤て菽を耳中へ推入たるを。醫が「けひき」と稱器にて挟て出せしは、當時の機轉なり。此器は外科に用る鑷子にて。本街の鍋屋などにて鬻ものなり。此等まで記得べきことなり。

犬咬傷が。毒を人の軀裏に輸て。害を為ものにて、狗の歯牙の涎唾が。其齒傷たる瘢痕に遺たるを除去ざるが故なり。此涎だによく除去て毫も殘ことなければ嚙傷たる痕も不日愈て決して後害あることなし。これを除去にハ先その嚙れたる傷處の血を絞出べし。血出ざれバ創口を破開て後に血を出すべし。それより冷水にてよく洗べし。血を止なり其時に創口をよく開て痕底を熟視バ白色膜狀に爲たる者あれバ是乃狗の涎涶の凝結たるなり。それを剔牙やうの物を以て挑出し、微も殘ことなく。再冷水にて能洗て後に創痕の上に灼艾十二三壯すべし。人糞を塡て其上より灸すること最良。猪狼などの咬さるも此治法に同一切の咬毒に人糞を塡その上より灸すること尤効あるものなり。行旅などにて灸も卒に得がたくバ、焔消を盛て火を點ぜ

るもよし。山家にハ火銃の細火薬もあれば。それらにても乞求
て用べし。またハ火鐮の發火を創上に填て灼もよし。かくすれ
ば。後の害を決してあることなし。どし咬れたる毒ハ。即に治を
施たらんにも洗ざるのみにて灼艾するに至ずともよしこと
なれども。とやかくするうちに毒の肉中に浸入ことのあらん
うへを怖るなれば。凡て灸しさるがよし。此治法を知ば創口既に
愈んとせしものハ其創口を再切開て原の創よりも濶大しく
血を多く瀉て後。法の如くし。さて發疱膏といひて貼れば疱を
發する膏薬あり。毒を一所に能呼ものにて偉效あり。此膏今ハ
醫家にも知たる人衆く薬舗にも記得たるものあり得て貼べ

し葛上亭長和名はめたんめうといふ蟲田間にも多あるもの
なれバ、それを採て何の膏へなりと交へ貼るもよし。射工毒と
いふて水中にある毒蟲が毒を人に噴かけて悩せられたる創
處に斑猫を貼て毒を呼おとし灌土の醫典に載たるも亦此類也
犬咬の輕症を發疱膏の代に以て可もあり。巴豆代細末にして
貼もまた効あり。凡ての主意ハ毒を他へ散さしめ排除を旨と
するなれバたゞ迅疾に治を施すを良とするし治術肯綮に
中らバ時日を過て後周身に熱代發し手足麻痺おこるを覺るとの
なれ是其毒の己に血液中に轉化て將大患に至んとするの兆な
れバ遠に蕃木鼈一錢四五分大黄七八分。二味細末にして。二三

貼も用ゆ之を下もなし此藥を用て麻痺却て甚くなるものあり驚べきにあらず瀉下ありて後に愈輕證にも鐵漿水二三合生薑汁少許を加て服べしかゝるものも其創痕愈るとも發泡膏を大小貼て毒を誘べし若尋常の犬咬毒には蟾蜍鱠最効あるものなれば外治を兼て之を喫べ内服劑を用るに及ばして必治べしさて世間に犬咬毒に禁忌といへる赤小豆をもとめ諸の肥膩川魚及酒家の類遺ところなく施治の間にのへるかゝる喫つくもなし此事は唐土の昔の一醫が嘗て論説ことに其理至極せることなるべ予も亦に従て多年の間一切禁忌と稱るものを覓てかさの如く喫しめて後害決して無こと

を知ざるの故に必疑惑をおこすなかれなしこも然知もしらく後日に聴たるものは先ず慎て喫ざるがよし。創漫己に愈ざる者は。決して禁忌を犯ざるからにてもは。古人もいへり。今此等の物を生涯禁たりとも。生養の妨になるにもあらず。かゝる持戒なれば。まさ脩身の一事なるべし。其理をも演る能思べし。毒己に内攻して。狂躁須臾も寧おとなく。嘔逆。眩運。心悸。喘満。咽喉不利。叫喚犬の吠ゆ如く。及水を懼るおと甚きに至れば。多くは之を不治の證とし。もとより人の獣類の状態を為て悶死ぬるをまちつゝ殺もする道に背ねなけれども。仁慈の心に果決し。命をば天に任て。垂死癘の一物を以て。之を救得させべき活手段ありおきて醫術の上にも。絶伎なきべきこゝに記べきことにもあらば。俗家の記得て裨益となる大略を。上に述ところにて事足ぬべし。然れあれども。世の爲に。此に一ツの奇術を擧ん。この水を怖ることの甚きものを。裸體にし井旁へ將來。釣瓶にて頭上より大に水を灌て。週身氷の如くなるに至しむべし。清流ある處にては頂下流に人を。道て。不意に患者を水中へ投入るなどもまた可。是も水を怖る精神を轉化せしむる妙術にて。予が嘗試ることなきべ。俗人もよく其意を得て行べし。殊さ尤記得べきことの要れ。一切異物に咬螫なとしたる者等。其手足などの絡を刺て。血を多く寫などして、愈さんとするは大なる左計にて。却て害を招ことなり。はた犬咬毒に水銀阿片などの内服剤とし或は患處に貼るなどをする等の誤治は皆この道聽塗説の蘭醫者流の眞理に昧きより出たることにてその世の害を爲すこと淺少にあらず俗家も須より猛省してその欺を受ることなかるべし。

蜂蠆咬傷毒蛇に咬れ毒蟲に螫れたるも治法は犬咬毒と同じことなり。蝮蛇の毒もっとも甚しく速に施治をせば必愈べし。志あらん人は邊鄙の人などに此法を傳て其患を救ことを務るべし。凡て蛇の類の毒を解するには漆搽および乾漆の類を主にてこれを煎じて服も妙なり嘗て鄙人の傳しは馬に咬れたるには葱白を嚙爛て貼べし。蜂に螫れたるは芋梗を以て摩ば疼速に止といひしなれど。試たることもあらねど。物類の相感は。微妙なるものにて。意表なること多ければ。か、る類も一槩に効なしともいふべからず。惣て書典に載たることにハ。信据しがたきたれこと多かれども。僻境などに傳たるもの。實驗あること多し。芻蕘の言とても捨ざるもの。古聖人の誡なれバ。これまた會得あるべきことなり。又人に咬れたるも。犬に痛苦をもあることのなれば。其初に速犬咬のごとくに處置してよし。されバか、る咬傷の毒ハその牙歯の痕の涎唾より起原ことを知得て務て之を去ことを要とすべきなり。

瘋犬咬傷も其初ハ犬の如くに施治してよし。已に轉化発動さるもの、内攻劑に至りしも大に區別あることなり。此毒質を共に比すれバ緩慢にして速に害を為すことなし。故に創痕愈ての後も何の措意なく。委棄て遺毒再發動たる時に至りては此毒なることをしらず。断然て顧慮なく齟齬たる治法に命を殞者あるを嘆しきことなり。故に其毒の發動の状の大概を語べし。悪寒發熱周身に赤疹を發することと麻疹のごとく甚しきは譫語などもあり。舌に胎を生じ食も進まぬるを醫者誤認て傷寒なりと思て治術を施しども効あることなし。はさも寒熱あることと癰に似たる者あり。また往来寒熱咳嗽沈黙など。癆瘵に類似たるもあり。鬱悒不舒の癇證に似たるもあり。頭痛眩運などするもあり。胸痺もあり。

背腰痛もあり。肩項強く眩もあり、手指咬たるが。臂痛を患ひ、足を咬たるが。腰脚痛を病。またハ。周身水腫ものもあり麻痺や筋攣などせるもありて自己も介意ざれバ。やゝ機警ある醫師に曾なとあるも。外に察知べき病状の差別あるにあらねバ。瘋咬毒なるべしとも注意ども多くハ治法を誤が故に。荏苒たる證にハ遂に轉じて。劇證にハ誤治に陥る。犬毒よりも緩慢なるとの故に。却て之が為に死ぬるものあるハ世に多く見聞ところなり。故に醫に病状を告るにハぜひとも、のと既往の事まで遺落なく談に非バ。脈按も立がたきものなり。こハ此毒のみを言にハあらバよく〱領知おれとなり。

金瘡打撲の心得を説

刀刃にて指頭を微傷たりと思やいなや。創を鑒まもなく。疾捺て過時も放ず忍ばゞ。其創口自然と愈あひて血も浅く速に治るものなり。前にも説ごとく。一切の病は皆人身に始より無ところなる故。外より侵て悩しむるを排除んとして熱をも發し膿をも醸し其對抗の力に從て苦痛もあるなり。今刀刃にて皮肉を傷たるはさそのごとくその皮肉は平素のとほりに相合て離断ざれば。元来は無ところの創なれば。外より治を加ずとも自愈んことを欲るが。天然の機にてその損傷たるところを己と接續て。血を循舊に轉輸し。断たる脉管もそのまゝに相合

巻六　廿八

て創を必愈るなれば此理をもつて大なる金創の治法を察すべし。假令いかなる大破傷なれども。血を多泄すれば。其自然に背が故に皮肉の相合こと難く。止事を得ば鍼にて縫ふなれども必竟それは外科の拙陋に起事にて。項喉。胸腹睾丸陰莖などのやうなる處を。不得止ども。その他は。棉布にてよく層纏て創處の腠理を齟齬せざれば。自然に治るものなり。俗家にても其旨趣を忽失ことなく。大なる金創に會ても。外科の來事を遲延べき等常の創を迅疾木綿にてよく纏たるが。拙工の縫たるよりも優る事あり。此裹帶の法に。巧拙のある事なれども。ただ緩このうば急ならば纏使なる事なれやうに。いうにも定心に裹纏それにハ平素精煉ざるものハ雖為得がたきことにあらば。故に其梗槩を圖に著て示すもべ。よく心解て急卒の用に供べし。識悉ことを知んとならバ。其の道の人に従て學べし。兵家などにてよく習得もバ。軍中の備にもなることと必然なり。故に其志あらん人ハ會得あるべきことなり。凡そ金瘡を洗にむかしより火酒を用ることなれども洗それに劇痛堪がたきのみならバ。暑月ハ膿やもくして大に可からず。それよりも石灰を水に攪て。その澄清を以て洗ふべし。血の止ることも速にして痛も少く且愈ことも早し。それを新汲水二三升に。石灰を両手にて二掬許も投攪て後澄清し。細絹にて濾て直に用べし。必濾るにお

巻六　廿九

よぞバこれ代一外科にて。秘傳の水藥といひて稱用しの近來喎蘭醫の單の水を用るを聴て。それに效ことかなりぬ。これ予が思ふ旨と符合せることにて。石灰の水藥に比すれば。水を用るかた大に利あることあるなれども。俗人は金創を水にて洗といへば。必訝ていなん。洗ところの水が創口より入て破傷風にかからんこと。これ決してなき理なれども醫士にも志ろう謬薦をる輩のなきにあらねば。その嫌疑を懼るものは。この水藥を用べしだゞこの火酒を用て金創を洗て。空に患者を苦痛せしめ。且後害を爲こと多に比すれば。其功尤優ることなり。故にその弊を救んが爲に。これらの說にも及るなり。水療俗辯の中にも此事を論じたれバ。宜併考べし。さて深き創処は。小児の玩具に用る。竹にて造たる喞筒などを用て。創口へ弾射て洗も可。外科にハ「セかいと」といひて。鍮銅にて製たる筒を用る。これその洩血を徴も中に遺ときにハ。必膿潰されバ愈ることなきが故に。慎で之を洗去ことなり。もしかゝる器もなきときにハ。よく其創脣を左右へ開て。旁人をして土罐にて灌て洗もなさよし。預白き棉布を創の大さより四五分許も長く裁て。それを鶏子白に醮おきて。さてよく洗たる後に。創脣を婦女子の衣裳の破裂を緝襇るやうに心を定て徴も参差なく齟齬ぬやうに窄合て。おりおに椰子油猪脂。または麻油やうの物を。創口へのミ塗て。その両

裹簾にて俗にゐろざらしといふ
棉布をもちふること或六裂または
七八にも裂なり。もし指頭を
縛に八六の裂たる布を再
二三にさいてもちふ。胸腹
手足その處になさかひて。
廣狭便宜にまかすべし。
胸腹と手足に
創處あるで。
一時に縛にハ。
裂とれにもその
用處して。その廣き
或胸腹の用にあて
挾れりたを以て。
手足或縛るなり。

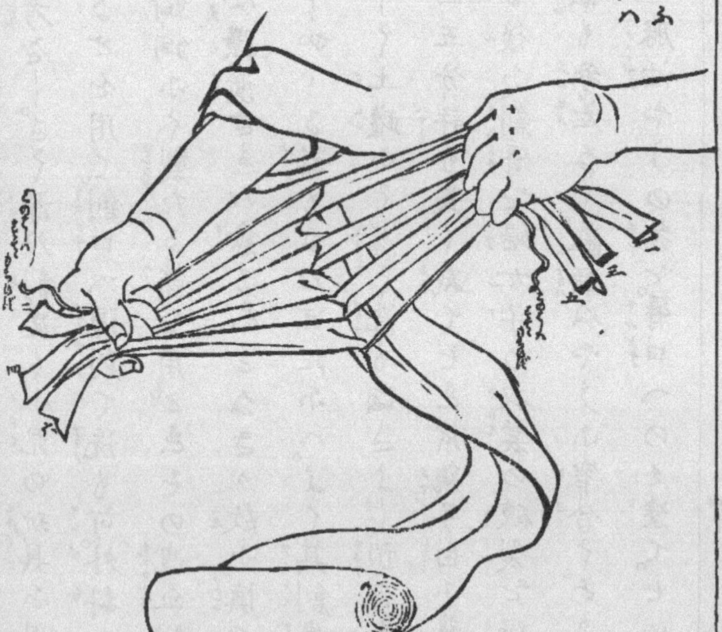

裂たる繃帯のごとくの
おとくに巻て用るあり
壓綿および手巾などを
一端のうちより
分取て。その幾を
裂て。裏帯に
もちふるも。
その時宜に
従べし。

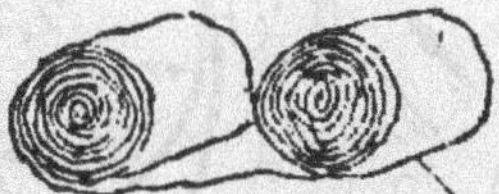

こまを両まき
とよぶ。
頭部喉頭などをべ
く左右よりまく
ときにこまを
用ふ。

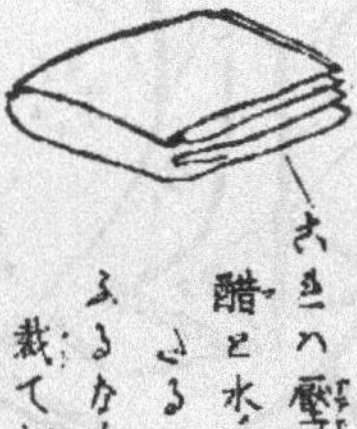

おまへ壓綿なり。
醋と水をまじへ
ざるに蘸しもち
ふるなり。絣綿四方に
裁て摺たる
かたちなり

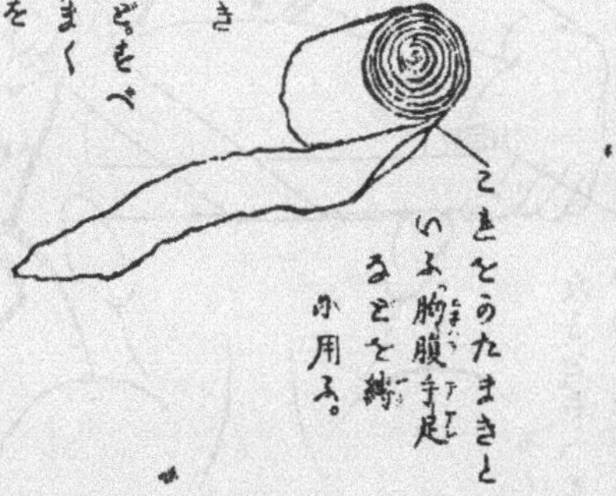

こまとのたまきと
いふ。胸腹手足
などを縛
に用ふ。

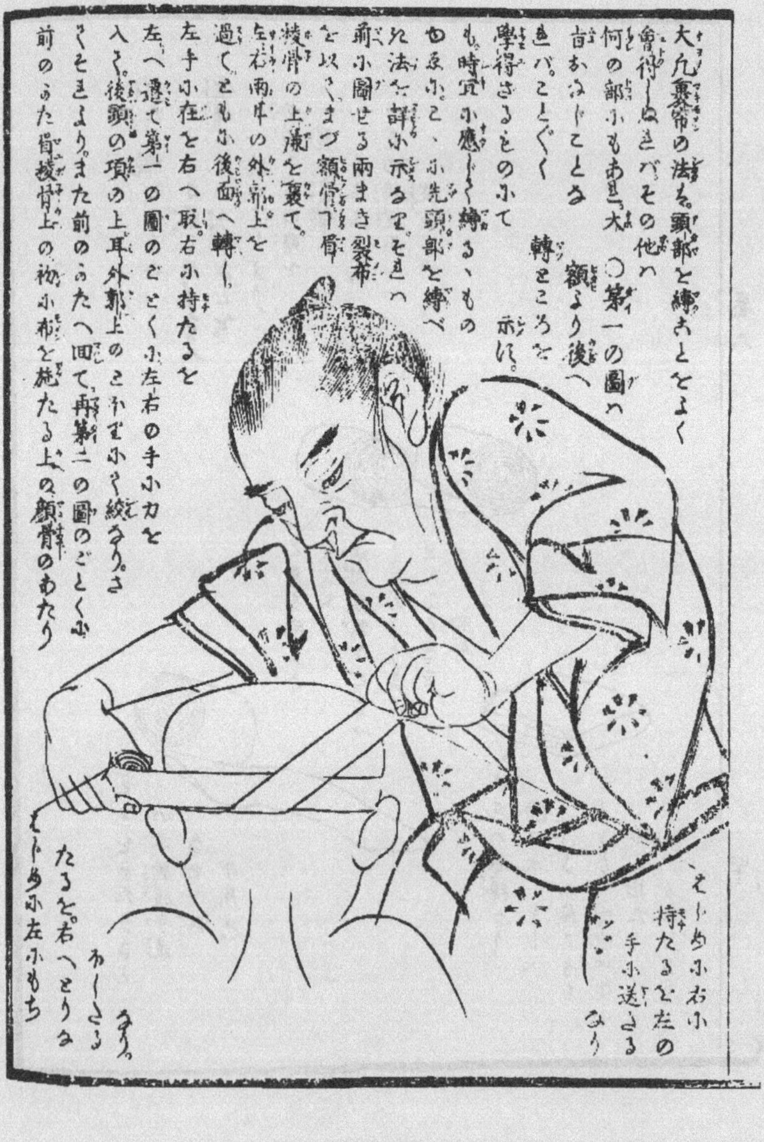

大凡褁帶の法は頭部を縛ることをよく會得しなさバその他ハ何の部にもあまつ大よ旨おなじことなるバことごとく學得ざるものにても時宜に應じて縛るゝものなれバこゝに先頭部を縛べき法を詳に示するなり。そこへ前に圖せる兩まき裂布を以てまづ額骨ノ骨稜骨の上際を裹て。左右兩耳の外廓上を過てともに後面へ轉し左手に在を右へ取。右に持たるを左へ遣て第一の圖のごとくに左右の手に力を入て。後頭の項の上耳外廓上のこにてにや絞なり。さてそこよりまた前のふたへ回て。再第二の圖のごとくに前のふた骨稜骨上の初に布を施たる上の額骨のあたり

○第一の圖ハ額より後へ轉ところを示す。

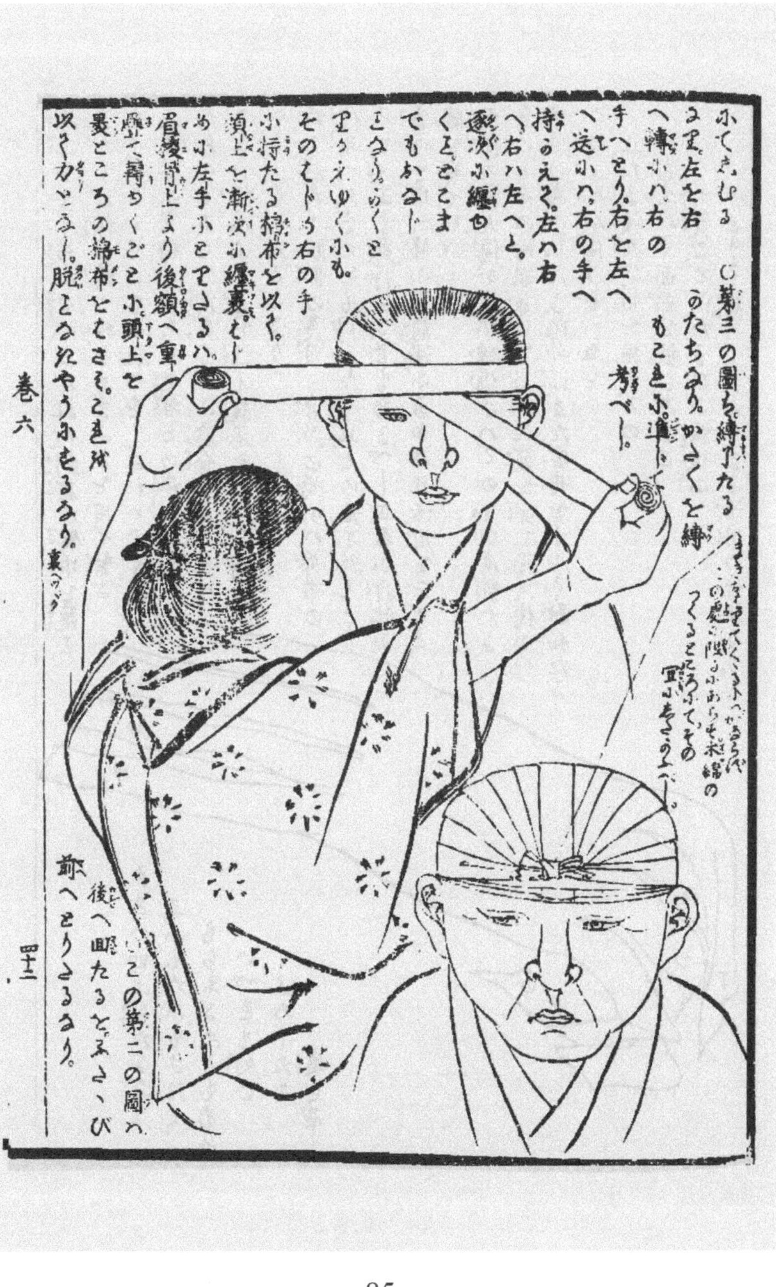

にてしむるなり左を右へ轉すにハ右の手へとり。右を左へ送るにハ右の手へ持かえて。左ハ右へ右ハ左へと。遂次に纏もくるくるとまでもかなしこなり。かくてそろへゆくにも。そのとちの右の手に持たる綿布を以て。頭上を漸次に纏裹むしめに左手にてとるハ。眉稜骨上より後頷へ重畳て稍かくごとに頭上を覆ところの綿布とさして。こし状以てかゝるなし。脱となれやうにするなり。裏へツヾク

○第三の圖ハ縛了たるのたちなり。かくを縛もこゝに準じて考べし。

まきさきてくるくるへかぶらせこの處に隙なきやうにして未だ綿のくるところにてその宜に巻さのへし。

○この第二の圖ハ後へ廻たるとふさ、び額へとりさるなり。

巻六

四十三

頭上をまく布に力いらざれバ。創處の壓巾を護と
ふたゝび額を轉る綿布もまた力を用て繋ざ
るべかるとても脱やすし。されバとて
あまりに緊縛すぐれバ患者その疼に堪が
たきのみならず。創處もまた愈合がたけれバ。
こゝをよく意を注て繃帯その中を得る
やうにすべきことなり。
前に載たる頭部の裹帯と紮帯の間にハ綿布の
使用べきものとも得がたし。且その法に倣んとし
てもよく為得ざる者もあるべし。由て爰に再此に
常の手巾一條にて。前法にこの由ある活用を示こと。
圖を着て知べし。
面部の湯火傷および破傷にハこの手巾を裂たる
もりにその両眼鼻口を臨べき竅を穿て湯火傷にハ。
獨一の藥に浸たる綿布油また雲丹を水にて融和たる
るとを貼破傷ならバ血を
止たる後按定巾を施てこの
布を以て面部を被ひ左右の
一裂ごとにふたゝびひに頭後に
とりて縛べし。おきもまた活用の一法なり。

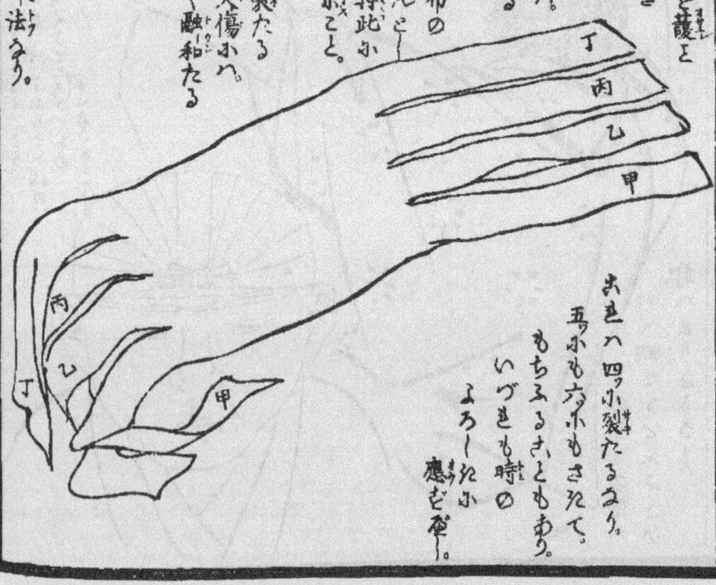

左右ハ四ッに裂たるなり。
五ッにも六ッにもさきて。
もちふることもあり。
いづれも時の
よろしきに
應ずべし。

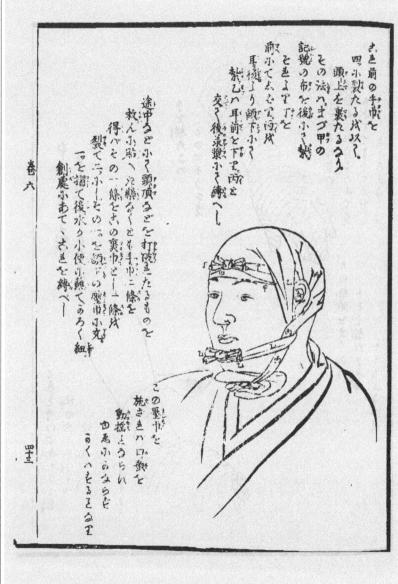

また前の手帕を
四に裂たる状にて
頭上を裹たるなり
その法はまづ甲の
記號の布を後にて結
ひまた丁を
前にてむすび丙の状
耳後より顋下にて
結び乙は耳前を下り丙と
交へ後頭にて縛べし

途中などにて頭頂などを打破したるものを
救んに臨へ繃帯なくとも手巾二條を
得ばその一條をきりの裹巾とし一條を
裂て二にしその一を額下の壓巾に丸め
一を摺て後水の小便に浸てふろく紐
創處にあてゝきまを縛べし

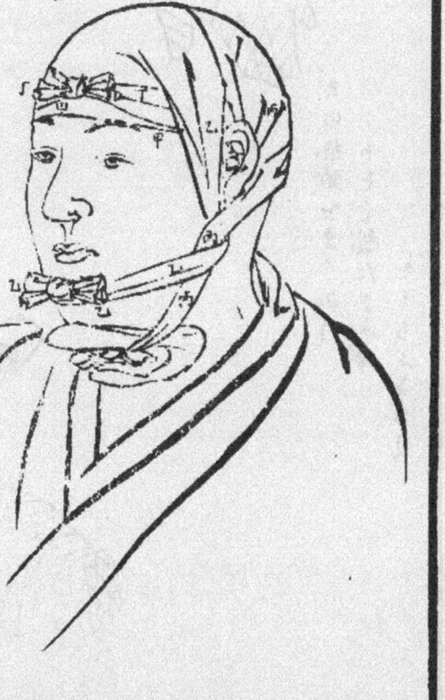

この壓巾を
施さゞれば口歯を
動揺するゆへ
也爲にのみならず
このくはをゑるとなり

巻六

四十三

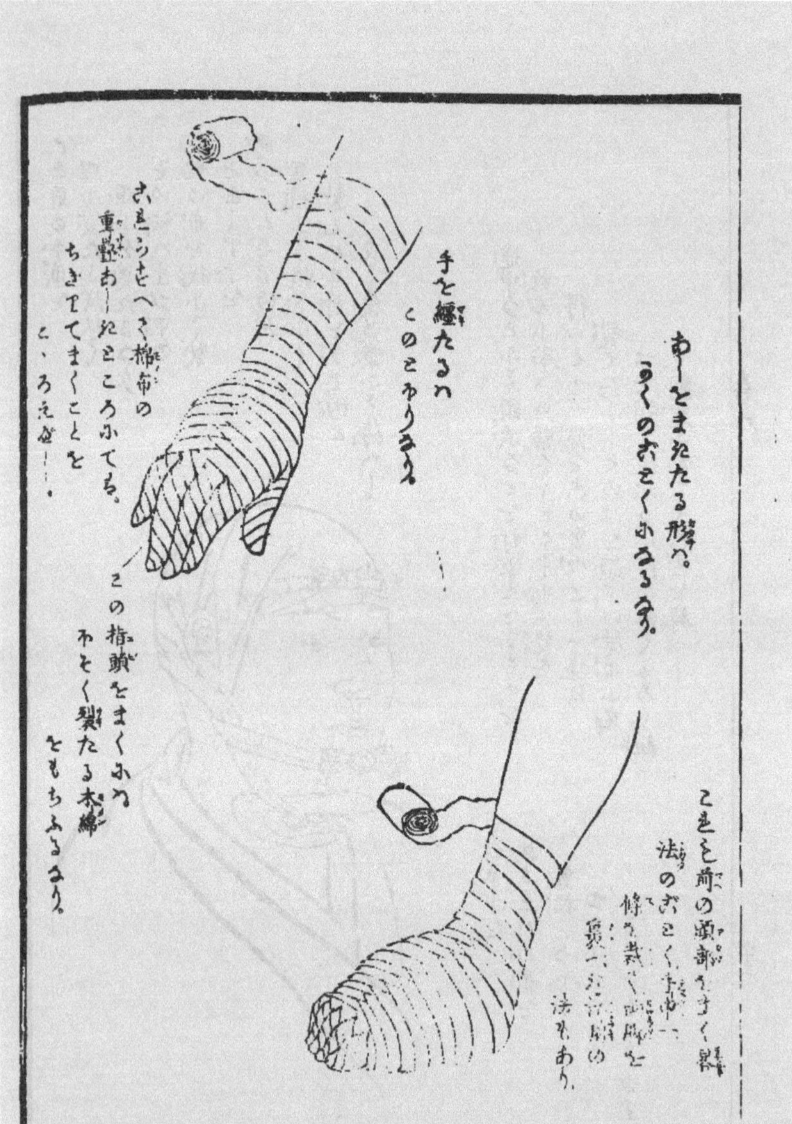
手を纏たるハ
このごとくなり
あしをまきたる形ハ
かくのごとくなるなり
この指頭をまくにハ
ほそく裂たる木綿

これハ咽喉を切断たるを縛たる図なり。
喉頭を切たるハ、此内と外皮とを縫て後に
法のごとくにして繃帯をし縛になすべし、よく治し得る
ならねども、俗人のよく卒に為得べきにもあらねど、外医の
来るを遅けれバその断たるもの、元気絶に脱て速死をするが故に
出血を止得る術にかかわらず迅速に随水に離たる繃帯を施て。
毀巾ハ図のごとく額上より後へまわりて、
額を廻さし両耳次にして、後頭より
項にさげ前喉頭のあたりへ回し、
繃帯の上にかくのごとくに十
字様を為さしを腋下より
背後に縛て肩上にまた十字
様をなしく後肩を過て再
喉頭に相交をさせ項より
頭へ上らし額を廻しまた下らし喉頭を
縊とたるの如くなら為しめ。繃布のつく
るところにて縛了なり。その術意ハ前の
頭上を縛ものとわが同じこと
なるを、よく会得をべきことなり。

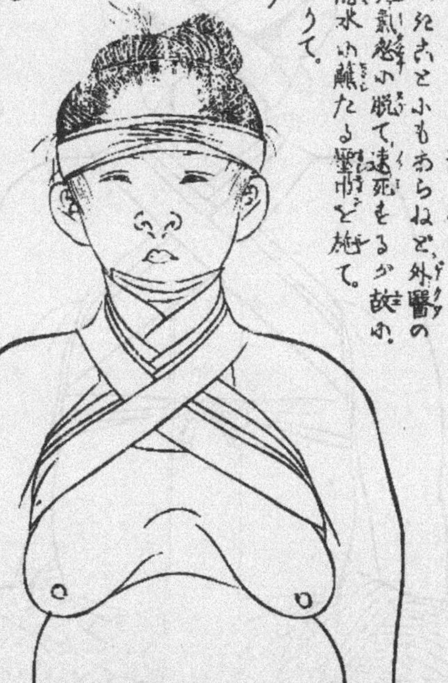

巻六　四十四

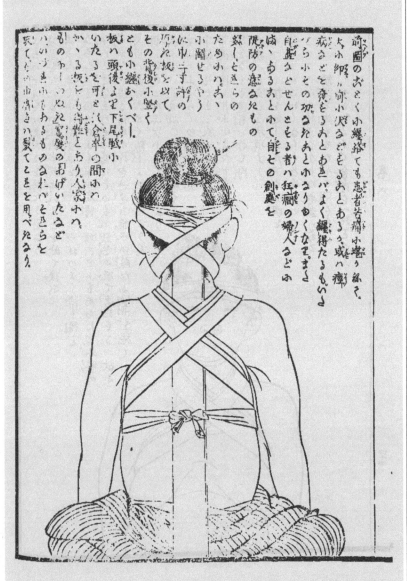

前圖のごとくに纏絡ても患者苦痛に堪ず叫さ。
大に俯仰に不便なるなどをすることあるか或ハ癲
疾などを發すことあれバよく纏得たるものハよ
からにその功なきことになるゆくなれバまた
自盡などせんとする者ハ狂癇の婦人などに
は、あることにて能その創處を
隄防の慮なきもの
然しともらの
ためにハ、あい
に關せるやう
に巾三寸許の
厚き板を以て
その背後に堅く
ともに纏おくべし。
板ハ頭後より下尾骶に
いたるを可とす合雅の間にれ
かゝる板とも揚と為り人智に入
ものなし一つ記寛屢の知げいたるなど
ハいかなるものなれバそにらと
察てこれ用べきなり。

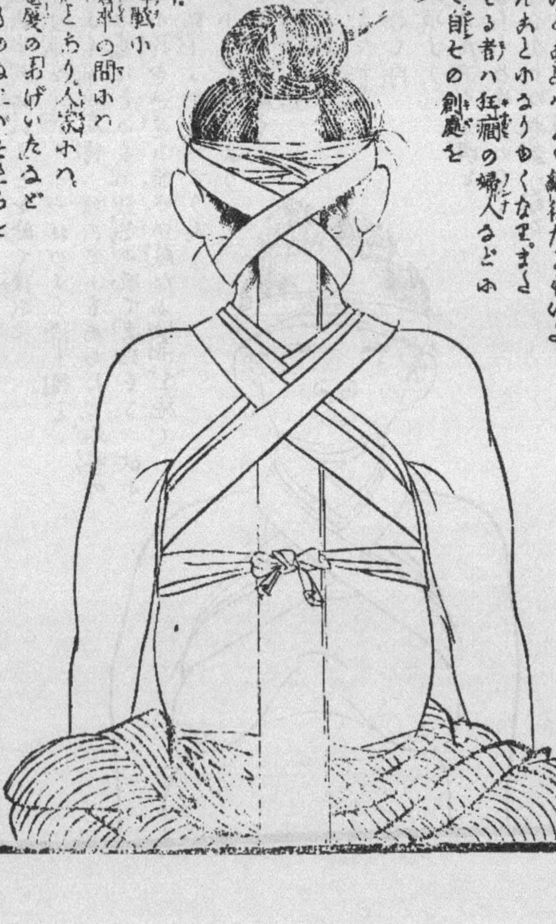

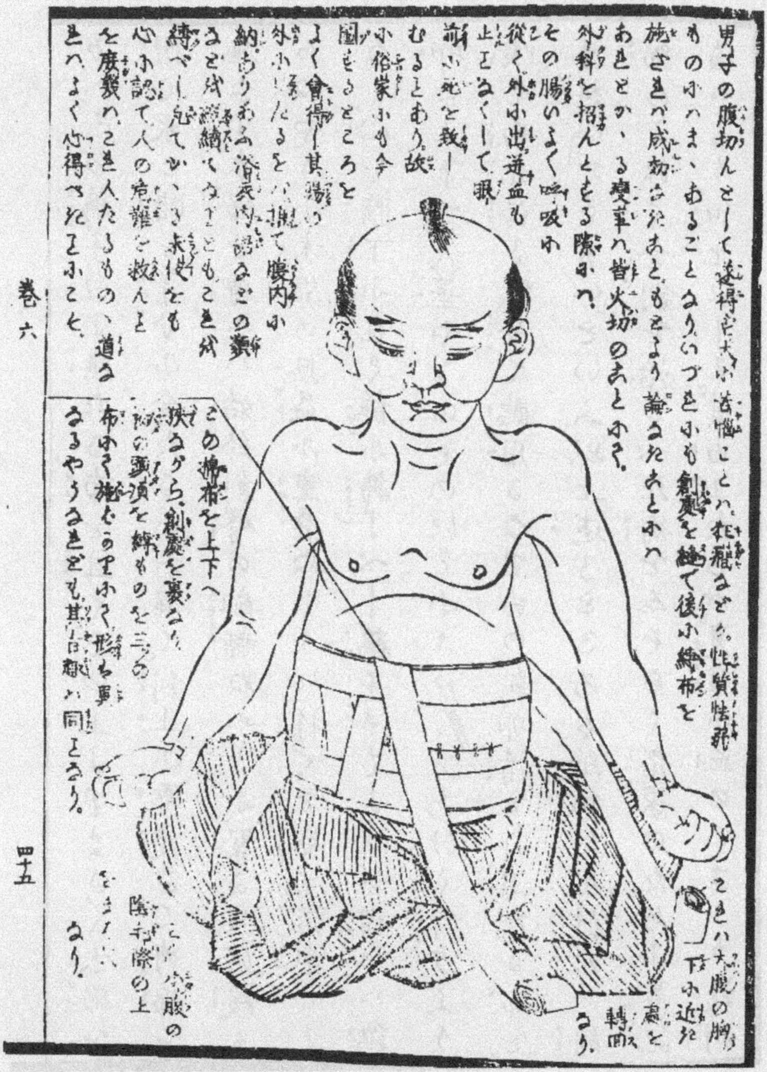

男子の腹切んとして遂得ず大に苦悩ことハ、狂亂などの性質怯弱
ものにハまゝあることなりいづれにも創處を縫て後に繃布を
施さねバ成効なりがたしとも、よう論なきことにハ
あれどか、る變革ハ皆火効のあとにて、
外科を招んとする際にハ、
その腸いよく呼吸に
從ぐ外に出、逆血も
止ことなくして、飛
行に死を致し
むることあり。故
に俗家にも今
圖をるところを
よく會得し、其腸の
外に出たるをバ推て腹内に
納め、りおふ消乾肉諸などの類
などにて縫て、また縫ともこれ
縛べし。兎てかゝる術をも
心に認て、人の危難を救んと
を度幾ハ、これ人たるものゝ道な
れバ、よく心得べきことなり。

この繃布を上下へ
狭ながら、創處を裹なし、
腰の頸項を縛ものを三つの
布にて繃む、この形ち異
なるやうなれども其旨趣は同じきなり。

これハ大腿の脚下に近き處を轉而なり。

これハ股の陰部際の上をまくなり。

卷六

四十五

方へさの鷄子白に醮たる布を亘くその上よりはまさく木綿を
摺て水と醋を等分に合せたるに打濕て。創上に壓定さて繃綿を
施すは木綿を縛にハ始終創唇の齟齬ぬやうに緊のらに纏の
らぬやうに木綿の無益に重疊ぬやうに徐くと徹も浮氣てと
なく心を臍下に在て靜に縛了べし鷄子清そのうを得にハ鷄
卵の上下へ火筆やうのものにて小さ[illegible]をあけて一方より
噴を白先出るを分て聽用るなは。その鷄卵清を打濕たる布を
外科に「かもおい」といふ以上述るところを縫鍼を用ぶたゞ纏
綿のミにて金創を治すべき術を志ぞらく俗家のために畧記
汝でなり如此にして其血止たらバ。裹帘に血のいさゝか浸潤

おとあまども驗て妄に解ことなゝの是をべて脉管の癒合すと
ち纏二三時の間にあるものなれば。血の流出すとなれものかゝ
紮縛たるまゝ展視すとなれを付どを也ゑに創處よく相合て
痛も輕なり血も止たらんには再去縛て診さをるすとなぞその
醫の巧拙に由て大に斟用あるべきれすとなり。また金創の血の
纖絲の如になりて迸出るちゞ動脉を切斷たるなどば迅速に遏
止ざれば血が多出て死ぬるなり。それも創脣はよく相合ても
やくもそのやうになれば切斷さる動脉は再循環し後艱なれ
そのなれども萬方ども相合ぬの肉は離て經脉が齟齬血は逆
出て止ぬそのちゞ鐵の火筋やうのものゝ頭圓大さ荅豆ほどなる

るを通赤に焼て。その逆血の管口をよく検て。ちりくといふは
どに烙きるべし。是ら動脈の斷管を烙塞なり。かく為ざれば
つ時でも血が止ぬゆゑに。枝窮その細絡ハかくもをることな
りまづハ手ハ腋下の肘の横文の邊までを探て見ゆれバ手に應
る動脈あり。脚ハ股の氣衝の邊より。脚へ下る動脈あり。それを
検てその動脈上へ。ありあふ揩帛を多く重褶たるにても綿の
襦布の類にても當てその上より布にて緊縛バ手足の梢へ輪
ところの脈動が遏止ゆゑに。施治の間かくして止ることもあ
り。其大なる動脈を烙閉んとしてもなかく功なきものなきぞ。
その脈動を歇て神速に洗て創脣を相合せ緊縛するがよし。は

た。創を縫ことも、さして難きにはあらば。衣服破裂を補綴する
やうに皮と皮がよく相合やうにさへすれば、俗人にも縫るゝ
ものなり。然を施治する外科の心の定があしきゆゑに縫やう
が齟齬て癒たる瘢痕が凸凹に為ば大なる恥とすることなり。
されど金創を外科の任として慣習たる者に委任べけれど
も。不幸にして其人を得ば、或は外醫の急に應ものなきときに、
非業の死を遂る者もあらんかとて、その大要を記たるまでな
り。またたゞ小記得て益あることとて、石灰一品極細末にして止
血に用るに、いかなる藥にも勝て効あるものなり。鷄子清を攪
て日に乾たるを再末にして用るも益佳志あるものは、常に製

し蓄て人を救べし。予嘗て爐灰の血を止ること。石灰に劣ざる
こと我發明してより。炭灰汁の。俗に「あく」といふ物を用て。金創
を漸て試たるに。大小驗あり。常の爐灰を止血に用るには。細
篩にてよくふるひて用べし。もし然せざれば。灰の小塊炭末など
の交たるが。創中に入て害となることあれば。倉卒の間にも
細心にすべきことなり。炭灰を止血に用ることを予が發明と思
し。古昔の軍法書に載たるよし或者の譚されば其書を檢せ
しに。その事なかりしなり。また馬勃俗に「ほこりだけ」と呼。濕
陰の地或は叢林の下に生ものにて。藥舗にも之を蓄ふ。輕劍にも
此物を裂て創上に覆て布にて纏べ。血を止るに妙なれども。癒

く後卒に離脱かたしなどもあれば預て其用心あるべし炭灰石灰の類を撒て後に馬勃にて摩るなどもまた可なり。閃挫にて骨節の脱臼たるを直に治術を施ば熨方も貼薬も用るにおよばず頃刻痛も止て不日に愈る分なれども依違うちに腫起筋太なるほどに至て正骨科に治を乞が故に意表に日數を經、或は愈ても陰雨などに疼を知或は故に復し難にも至なり、總て骨節の機關はみなる臼を以て接屬たるものにて。それが脱て齟齬状頃にさへすれば自然にかのものと引よせて臼中に送入。その故に復やうにするが。正骨術の本旨にて別に妙伎あるにあらず。必此方より接續ものと思ふとなるの。れぞの義を骨節は筋が繋束鞏固せのなるを逆還にて一たび支解臼脱て轉戻とぞの脱たる法、に筋は仍舊に繋鎖拘攣ゆゑに正骨科はたゞ其の筋をこなさより拽弛て順に機關の臼へ迎しむれば筋が自ら牽縮て故の如に復までのことなり。いづれの正骨科も此事状秘訣にして姿に傳ぬことなれども俗家にもこれを心解れば、大に裨益となることなれば。予は專門にあらねどもぞの蘊奥を採得て自試たることどもを今こゝに洩せるなりいづれの部の閃挫もこの意を會得しぬれば速に治すべし。欠なぞしてふと頬車骨の脱たるも。それを下より突上て整頓としくばいのにもるれも整ものにあらば。これを療るもた

だかの逆戻ものを順道へ弛解
のそれことふて。其術を
その人ふ對て。兩手
の大指を口裏へさし
入て牙關盡處を撙て。
餘の四指を以て下頦を
捧もこし按出も狀ふ
て。口裏へさし入たる
指頭ふて牙關上よ里
頦を強く下の方喉頭へ向て突下る

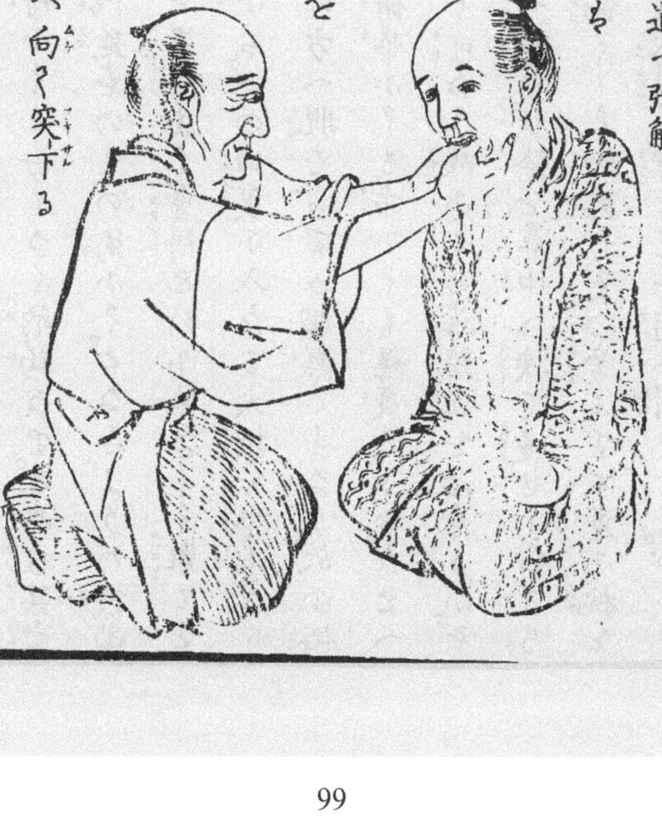

卷六

四十九

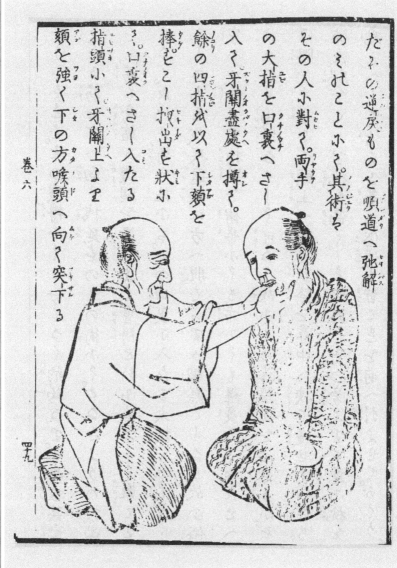

やうにをさむ。その機轉にてぬけもなく納鈎る也。これ唯其牽
急たる筋を下へ向て拽延をのその術にて。こゝなるより捩出
を攣縮筋も牽縮る機關をさへよく會得せざれば。さしても難こと
もなし。たゞ此術を施にも。その口裏に入たる大指を嚙傷る、
ことのあれば。疾速頰の方へ脱む。の也が爛熟ことなり。故に俗
家にては。初より指頭を楮帶にても布にても纒裹たるがたとへ
嚙れても傷損るくし可なり。故にこの落架風を治するに。そ
の腮を手巾にて頭上へ縛て。紙條を鼻中へ挾て嚏せしむるも。
俺た。腮をくゝ、也枕を高くして仰臥せ。その旁より不意に枕を
蹴のへして治する等の俗傳も。皆これを前へ引よせて。がくり

といふ機轉にて自整頓しむる法ぞの術なり。世為に俗家にても此機關をよく會得せしむ。正骨の術意を知て急卒の間に應じ人の厄を免しむることを得べきなり。髃骨の脱出たるものにもを拔延て自然に任て整復しむるの外別の奇伎あるにあらず。大關節を

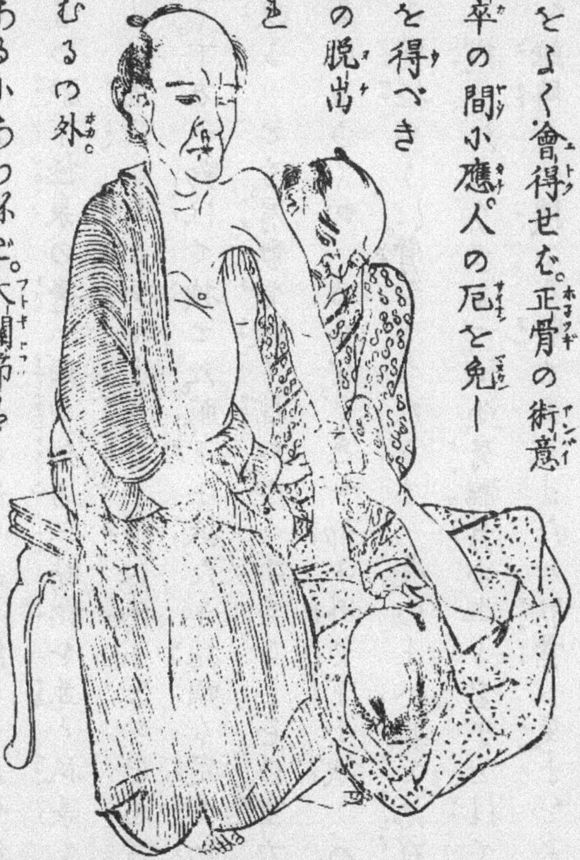

巻六

五十

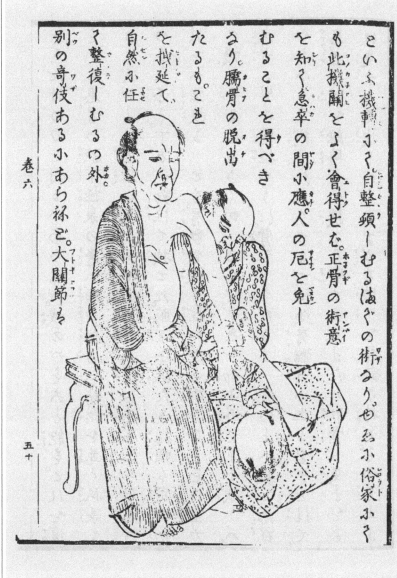

それだけの力を用るにあらねば。挽のがすこと能ず。これを復すにも患者の腋下極泉の邉へ頭中無名三指頭を並て抵兼て。さく人をして席上に仰に臥せて。患者の臂に両手をかけ。患者の身に添て。下方へ勤住て挽とれ。腋下に抵たる指頭を定て動かで。下へ強挽る、さも肩髃骨微も揺ぬやうにすると。その重力の機にてはけもなくかゝるなり。これを仰に臥て。下に挽にへ。患者の臂に墜挂やうに臂をもちたるまゝ疊の上へ軀を落在やうにして挽べれなり。さる一派に肩髃骨の上より手を挂て。患者の肘を離轉。その機にて整もあり。または肋骨へ隻手をこのけ。隻手にて挽ものもあり。或は腋下を指頭に持て。その肩上より手を排く拽下やうにしく治せる流もあり。予が壮かりしとき。一友人の髃骨を脱たるもののありしが。をりふし術を佐くべきものも旁に在ざりしゆゑ。その人を坐せたる儘。予もその旁に仰臥て。足踵をその人の腋下へかけ。両手を以て臂を取て。足踵の腋下を上へ抵と両手の臂を下

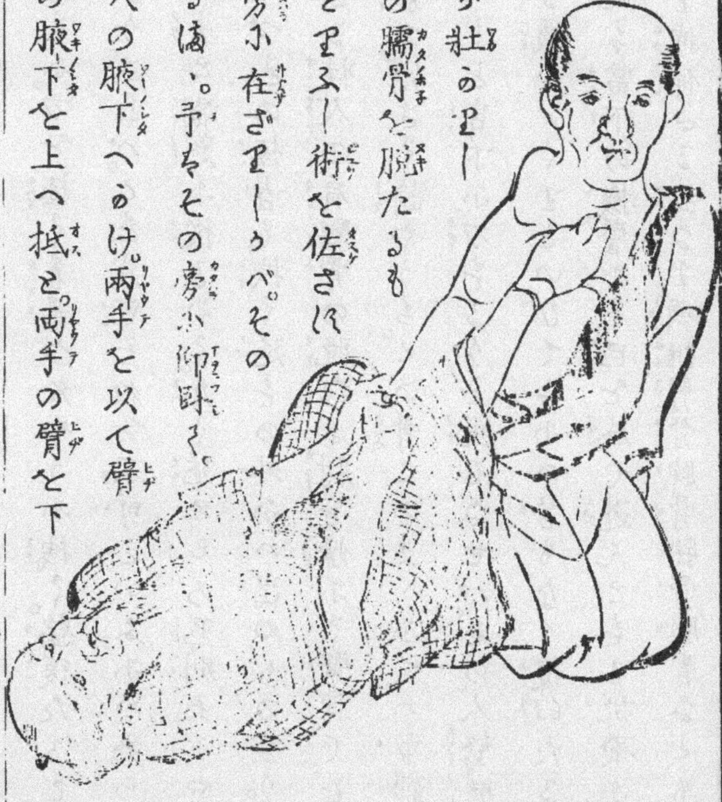

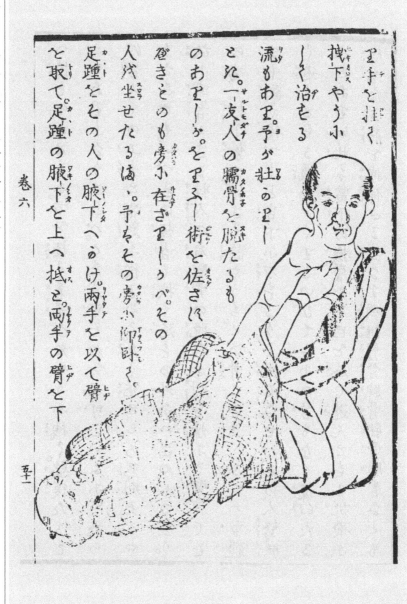

へ持ものとこもに。力を極て差異なきやうに挽て。整復たるこ
ともあるまじきなりざれバ。これ我可それを不可といふにハあら
ず。皆人々の工夫と爛熟に従てなり。凡て施すところ區別あるや
うなれども。いづれの極旨も。挽て延その外にハ出ぬものなり。
故に或者がさる怯人の肩髃骨の脱たる肘を條にて緊縛て。そ
の端を柱に紮つけ。さて諭やうなる。この骨このまゝにてハ整復
まじ。斷て接べしと言下に。刀をとるなりと脱をなせバ。その人驚駭
て逃んとする機にぬくまといひてなにの苦もなく復臼たる
ことあり。如此なる當下の機警にて。己を忘て逃んとする挑撥に。
攣急たる筋を挽伸さる故なり。項椎臂骨腕骨腿骨膝骨なども

其伎に大異あることなく。手掌足蹠及指骨の類も。たゞ極てこ
ろを捩て伸をおことをよく心契て。便宜をこのむのことなり。この
くに脱臼やいなや迅疾に施治をすると良とし。必く悠意なる傳
薬をもちらず。殊酒糊などに和たる貼薬も。腠理を閉塞て。治を
ることと遅延。大に妨害をなるものなりといへど。かゝる術も。
膏薬など可とするなれど。近里に巧手の正骨科あらばそれに委
ね治術受べきことなれども。その復臼をなく自然に從ふも
のなると。世の正骨科に委たるも。速に復臼たるも。治術数十日
を過て。始て復故べきにもあらねども。彼黨に於て。生計に便
よきやうの機利あることを能知て。詭ることなるべし。此

編ハ僻境行旅など倉卒の用に備んために。その大意を述るは
ざるまでも識にもなきまゝ兵法大劔のことゞもといふ臨捷なれ
にしもあらば。されどかくふく風枝を鳴さぬ聖世にしあれど。
武家に生れしも軍術の修學を第一に嗜べきことなるがこの卒
に兵を分て険地に赴これなども醫士までをも従ゆくことも
ならねども中途にて不慮の顛撲損傷なども有まじ。要たる精手
の事に遽かたれざるものにしもあらばそれらのためにて。正
骨金創などの事を。武人に學得させなば必裨益あるべきことと
なすとぞ思ふ。拳法に骨を挫き節を脱したる復ことを教る者も
ありとき聴べ。正骨のことはそれらの拳家に蘊醞あるべけれ。

ば。正骨科の不副急これを把勢に精者を請て參謀されいのが
あらん。かの土郎中の類を招も無益なるのみならず却て礙害
になることなれば少しもあらねば。ても油る用心べきことなり
又顛撲閃挫にて氣絶をる人あれば肩井を摑と背上を打て面部
へ水を噴かくるか頭頂より沃かくる等にて甦ぬものなし正
骨のされ氣絶をるも同ことなりをべてそれらのことも前の
卒病篇に記たるを看て知べし。正骨のこと此には唯其大畧を
示までにて詳ことも専門の人に問がよし。又關節の脫臼たる
にはあらずただ打瘍にて皮肉紫色になりたるもその處の血
が凝滞たるなきば剃刀か陶器の碎にてその皮を多く擦破て

血を瀉たるがよし或は熱醋にて熨たるあとへ樟脳か龍脳の類を火酒にて融解たるを貼たるもよし世間に酒母などにて調和たる剤を貼或ハ熱鑷子にて其上ゟ温るなどハ可からぬことなり葱白に塩を加て擣たるを鍋にて温め布に裹て熨などの類ハ可けれども乾て固なる貼薬は先ハ用ざるがよしいづれにも如此者ハ軽下剤を用て微利たるが可なり撷撲甚しけれバ骨の折ることあるものなり胸脇骨破傷て患心肺へ及か頭顱骨砕て脳蓋を損傷か腸胃外に出るなどの損傷か腰骨横骨などの砕たる者の類ハ必死の證とすれども、おゝく折やぶれものハ手ハ臂骨足は脛骨なりそれらハ迅く痛苦を忍

て元の如くに復接するにてもあれあふ膏油の痔疾などに用て
効あるものを塗て。單布にて纏たる後黄蘗皮を熱湯に浸て柔
軟になりたるを以て。四方より挾その上を緩く布にてよく
纏裹べし。蘗皮なきときには杉皮または葺抜さゝへ竹片の断
たるなども可けれど。蘗皮の尤可を湯に浸し柔軟になりたる
が再乾て堅強なれば。凸凹高下纏絡たる皮肉のまゝになれる
なり。黄蘗ハ何の薬舗にもあるものなれば。購得て用べし。いか
なる折傷にて骨砕筋断たりとも。其患臓府に及ばず。抗拒ぬや
うに接たる骨が。回復ぬを決してなきことにて。ただいかにも
神速なるを第一とすれば。今説ところの意旨を以て患者苦痛

をるとも顧ば定心にその折傷たる骨を。その侭、故に復し。本綿にても何にても在に任て裹さるがよし。骨を折さるといへど。大故やうなれども。磁器などの摧砕たるやうなる意になれば。さして困難とあらば。古人も。心も菩薩のごとく。手は劊子のやうにせよといふは。浮氣の勇ちかゝるこれの用にもたちがきものなれば。たゞ仁慈の念より眞勇を發して。其變に應ぜよとの教誡なり。況患者とてもに狼狽ても。なるべく爲得べきとにあらば。おもらの術は。唯其人の心の平不平に在べしとぞ思るれ。士農工商の別なく。是心あるにあらねば。一切の事業成就し難からん。よく思惟べきことにこそ」因にいふ[illegible]も。小兒を母の乳房の下に壓殺たるも。煖灰の中に溫て治すべしといへども。滷館。釀家。浴堂。または菽乳蒟蒻など製造家近里にあるにあらずば。灰の煖なるものを。卒に饒多は得がたかるべし。芥坑の中も。寒氣の頃は殊煖なるものなれば。時節によりては芥坑の中にて溫ても如何あらんか。嘗て死せる猫を芥坑へ捨たるが。甦生したることも聽ば。いかにとも爲べき術なくば。かくしても試べし。尤深く穿て煖なる處へ沒。その上よりも芥を覆て安べきなり。もし息絶て時を過ぬものも。肩井を揉。背部を打。水を灌かくるなどの術にて。必效あるべし。前年予が視たるものも。死して時刻を過したりとみえて。通身微も煖なるところなし。いのにも手と下とを忘れやうなければ。空手に止しかば。いと懐動たりしに。周歳の兒に乳を噏しめるから。其母若くは乳媼の睡を催し。已が身を以て兒を壓殺す。世間にまゝ有ことなれど。暫愚意を記て。後の發明を待のみ。凡て我醫の術は臨機應變を貴ぶが故に。たとへ効驗を經たる。的當の治術なりと思とも。人をして其蹤跡を倣しむべきにはあらねど。况此編は寒郷邊土の醫に乏きときうの小補にもなれかしと。只俗家を諭んことを專にしたれば。偶治術を論ずることあるも。簡易を旨とし。藥劑も捷徑を先にして。一切省略せること多ければ。讀者その心をしるべきなり。

病家須知卷之六　終

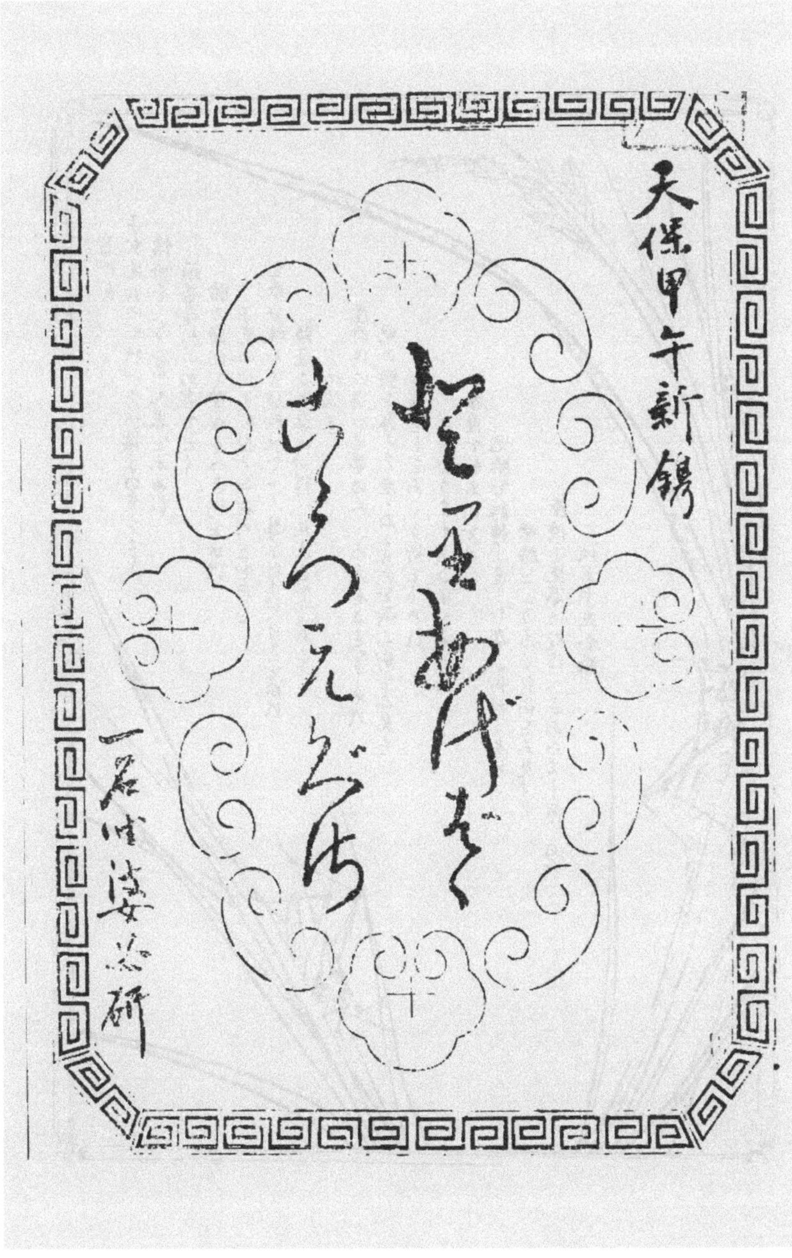

天保甲午新鐫

一名坐婆必研

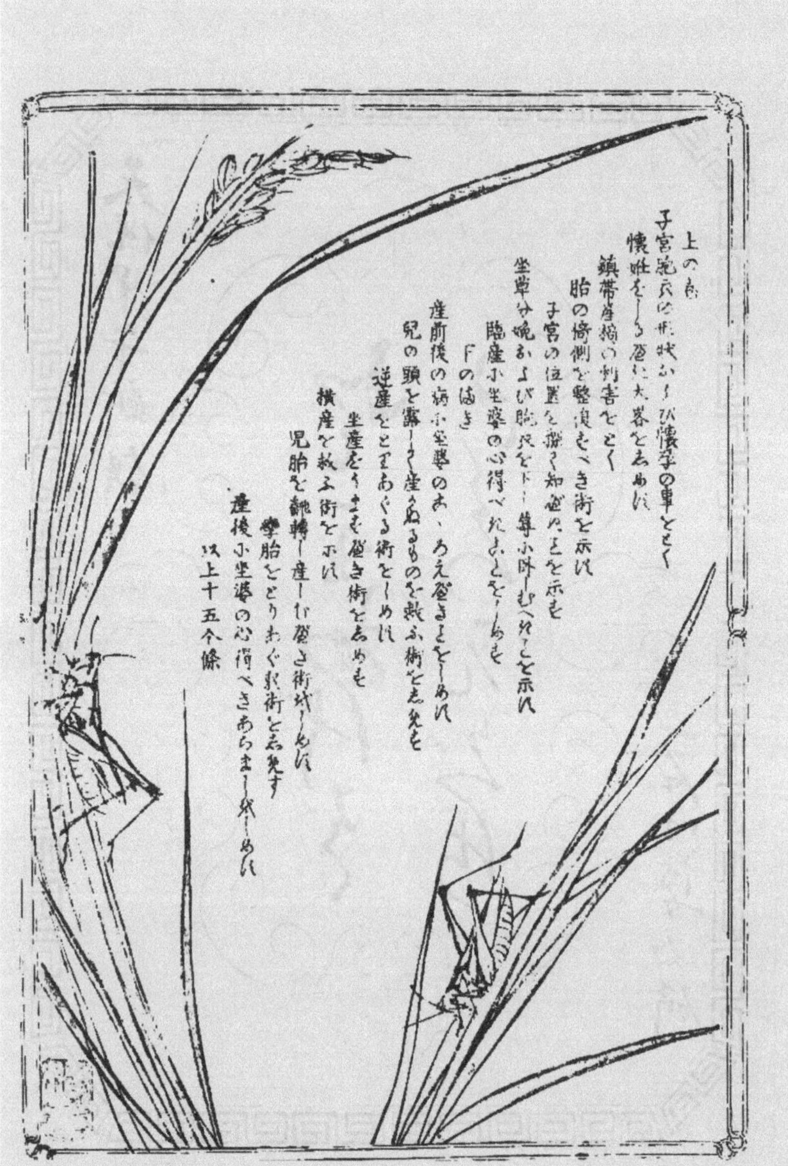
上の巻
子宮胞衣の形状および懐孕の事をとく
懐妊をしる法に大略をあらはし
鎮帯産椅の利害をとく
胎の偏側を整復すべき術を示し
子宮の位置を探りて知る法をも示し
坐草分娩および胞衣を下し難き時にしたがふことを示し
臨産に坐婆の心得べきことをしるせ
下の巻
産前後の病に坐婆のあやまち易きことをしるし
児の頭を露して産れかぬるものを救ふ術をあらはせ
逆産をとりあぐる術をしるし
坐産をうまく産さす術をあらはせ
横産を救ふ術を示し
児胎を翻転し産しむべき術をしるし
孿胎をとりあぐる術をあらはす
産後に坐婆の心得べきあらましをしるし
以上十五个條

とりあげばゞ心得草巻之上　　坐婆必研

人間一生の果福といふものは定ありて。士農工商僧醫坐婆それぞれの世わたりも皆未生以前に賦たれば天命の免がれたきものなれば厭ふとも厭ふべからず求むとも求め得んやはあるべくのあるは上たる下に佐られ。下たる上に治られ。おひしらをに力を合せ世濟するものなれば。役丁轎夫の賤きことといへどもかければ事とゝのはず。ゆゑに事業のかろく區に別たれども。それ天地化育せらるゝ物の具にしたがひ。その一ツをも必なくてはならぬ故に賤め侮べからず人らく。それなかにも坐婆のたぐひたる人の死生に係る一大事を任せしへ容易ならぬ業なれば世人に賤め侮られ。あるは損れぬ身は。この心がけなきものその術に拙く。志篤からずして。みだりにの

巻上　一

このゆゑに医をつゝしむものなり。それより生命に関る職なればこその誤診乃善悪をふくみて。日に禍變をもと積もる罪悪をいと重るものにあらず。たゞ過ちにより母子の命を断ちぬるあやまちもありとも是故に為るにもあらば。又われより人を殺したるひにあらねど。君王の罰をば免るゝとも天道の照臨明察なれば。ついにはその乃定りたる果福のうちにもと。たとへ災咎にあはずとも終焉をとげ。残りの餘殃を子孫にまで及ぼすなり。豈畏れざらあらんや。凡世の中に生としいけるもの、いのち惜しとおもはぬもなく。そのいとしとおもふ心は人とおなじければ、天地生々の道に合ひぬ。然るに逆ひてその生命を残害すれば、天地の心に背くの罪悪に。その罪いつの世か免れ得べき。後禍にかゝる瓜葛のまとひまつはる

發すれバたゞ徒らに蔓延ゆくのみにて眼ありて見ることなく
疑ひ巌の穴に堅く迫りて、のびらうごく發生れ草木の。猶その
なりに空をさして直に遠ざかるに異ならず。八ちて手足ありて探索ること
あたはず。猶獣ハ口ありて禽獣の命をもしらず、食ひ飲食
して利るものなれバ草木をはなれてハ害をのがるゝことかたく生を
欲するものゝ如し。猶しく萬物の長たる人間の命ハ然るも
貴くして鳥獣草木の比類にあらず。されバこそ四民をして
くの世にてハ肝要なる中にも醫士・産婆の輩ハ。のみなれ
貴重の人命に係るものなれバ。怠略もあるべからず。あら
ましくも牧生婦の法しらずして心を労さるのみならず。不
浄を執業たるに始めたる好ぞ為あるにもあらず祈りを拙にして

夫にもとの道に託ぞ孔子なをさへなき事ハ不得已の世すぐる事ぞ
しれざる所なりにしもあらざれども坐婆となりた
らば浮沈沈溺とのごとく得くだく時の機さへ合ねバ事なき事を
事をなさんとするは雅の口にふの紀あらし我をのれ前にむかふ
ありし故成門に生る商賈となり或は緇徒坐婆となれりと
もとより是れ此世に生をうけざれば此定まれるあり
にしてその人々に具る職分なり。又業を轉じて醫となる。
俗に出て僧となり。夫に後て坐婆となりてもたとへばおのづの
ものよりも志願ごとに諸ありとても皆宜く々巾に定まる事なり
にしもあらず。天地の自然にてあるものなり。中にも世の坐婆ならん
ものは此道理を辯知て。其存心にふかくしるべし

浄土をねがふの、ふたゝびおもふに。身の罪過を滅し菩提を植
る種となりて、後生願の珠數をつまぐり稱名誦經すれば
まことなきれいの心源よりおこる善根となるなくばあらざる
活人手段をも職をなすともあらしかれ果福の勝因となりて
よろこぶ所児ともにともなるありぬる。さるも産を迎るその報を待て
身の生計とせんがためになどらも。陣痛をもなやまし、腹剖
れのごとき苦楚をば眼前にこれを見にあらずして、その報の多寡
のみをくみんにうつべき児たゞ産婦とあるをまもるに心を悩めたる如く
免身せんとおもふより外にして、憑他たのみ所なし。志のあるをかゝる痛
苦を視なぞのらなさ名利の心をもたずして、憐愍な救行
ありてもおもはぬ詬辱をとりて、世の話柄となる事その天

巻上　三

網必漏ずるが如し。拙きもおそろしきことならずや。かへすがへすも
なりて悪心あるものは百計して産の苦を救得させんとた
をひたくのちに困苦危険の証にいたりてはその術精到ならで
は中々救活なすべきにあらず。殊に坐して視るにたへざる乃
人を殺すにいたりては其罪やくひがたし。世間産婆の為
に手を添へたれば習熟たりといへども術を法となし
ねがはくは挙子のことを己が任となすといへども免乳
乃一條にかかはる。その死生存亡委ねて処置に随ふ
一たび誤事あれば母子ともに命を殞すにいたる。恐れても恐れても
恐慎して講究すべき重責ならずや。世に産科医とよばるるものを
のぞいてそのほか京師に賀川玄悦子玄子といひし世にきこえ

たる者出て。海外にも此方にもむかしより聞およばざる産術
をつくりおのが創意よりおこりて験て。人の危急を救たれバ。その精妙
なりし法にもあらざる稀なり。回生術といひて。鈎を用ひて子を探出
すことなれバ秘訣として。高足の門人にだにゆるしたり
と聴り。利にはしる者ハ必書てし從の自然の理にたがひて。今につたはる
てる輩のなき人命を戕傷ふ不仁の尤なるものとなれりける。
さるからに子玄子もはなはだ恐て。産論といふ書にも鈎術ハ
あれざれ妄に人に傳ざりしを。末流になりては。その法を
みだりにその術おしへ伝へて、ことしも不解ことの一二の説を
聞なりて。回生の鈎を市にもうらぬ。妄意に用ひて人をあやまる
ものも多くして、その慘虐ざることも憚ざる輩ありとかあり。ものの

回生の鉤にて出すときは。死胎のみに止らず。いのちあるにも
産も得ざるものにも。止むを得ずして用ることもなれど。婆に裝
綿緒を用ひてもあるにいれて。鉤ゆゑに死たりといふもの
消じ児聲聞をはぐのれんより出されてもなきはすなはち不仁に
あらずしていたくのらざ。近ころ坐婆にてもおもに此術用る
ものありと聞およぶ。其の旨趣を小の蟲をころして大
の蟲を助くるの道にかなへるとしこぞ。なぞ俗諺を道辭にも
あどころを胎児の賢愚を知られぬにあらねば蟲の大小を
譬んことしといふ不倫とはいへどもおもへるだ。いく鉤にて夭ぬる
が胎児の命期にてもせよ。同くも助起して傷むとのなきの
らんにもてもこのざれば死を自殺して快てし。其の此術ぞと

謗ち人たるものゝ道に戻れり。予ち専門にあらねども。此の
流弊を矯んと思ふ事ち有年なり。つらつら暇なきのりし。神明の
呵護にや。嚮に偶發明たる一術の鈎にのみあるを得
たり。然ありし後ち力をこゝに用ひしかば。あまたの人をたすけしが
終にいろ連り。世の乳醫ち男子にして。若き婦人にふれる身なれば
ともすれば愧のしとおもふ心ちあれば隙なくのみならず。先年難
産後發狂したるものゝ。醫に採花心するあまた口實にして。昼
夜寝させるものを見る事ありしが。此ごとき人あまた坐婆につ
たへて施しめば。産婦の羞恨しれものなくて浅く。人を救ふべし
治すまでの術なしとなりて。此の書を述る志ち起りしなり。希ハ
世の收生婆。ふかく意を潜めて。今述る所の術を朝夕事實に驗

ぞ。生民を濟ふこと幾ぞや。かくもとより自家富身榮て侮慢らずしておごることなく。却て坐婆になりたる宿因をよろこぶことあるにいたるべきなり。必く我慢偏執の心をすてて吾が術あり。いかなるこの世の迂遠の説をとゞめ煩きことをなしめんやし茂棄て。ゆるくその罪を重くすなかれ。おもと予が穏婆に望しておくなり。文政十三寅歳仲春六日。洗心斎中に識。

子宮胞衣の形狀および懷孕の事を説

收生媼哉の術に巧ならんとならばまづ子藏の位置形狀および懷孕の有様を知べし。子藏は小腹に位して。前は膀胱後は肛門に續れたる腸あり。其間に嵌りて。大さ一寸半ばかりにて其の形ち壓匾なる梨子のごとし。いろ眞紅なり。口

る陰戸にむかひて陰茎の横に披口あれども其の似なり。月々あまるところ経の血液脈中よりあつまりて子藏中の細管より漏出て陰戸に下れば其の血をもらし出すを管の内を流るるのにひらかりて至纎微にしてえとめのうちにかくるなり。其管より漏出たる血なりてびこの気あるとき経なれば中毒に病ありて子宮口緊縮たれば凝りて塊血となりてなやむ事あり。人によりて多少あるあれども。そのあらはれは一ヶ月に百目あまりより二百目にいたる血液あまるとの常なりといへり。孕ときは其の血を以て胎をやしなふが故に月経きたらず。産後は其の血が乳汁となりて子を育るが故に月信も通ぜざることあれども。その人によりても懐妊に月経通ずるものあり。乳を哺なふものも月信来るものる。まゝ強健なる婦人にあることにして病とする稱する所のもの多し。備さ白帯下といふものなる。子宮頸と陰戸の間より洩出る液にて。慾情を起し。およひ交接のときにもあるものにて。粘滑なるもの急に分娩のときにも殊おほく出て。胎児出路の便となる。自然の妙理感ずべし。孕ときにも子宮意外に開張。月をみて膨脹して。諸臓を推排て。遂次に圓なる。将産にあたり。交骨両方へひらき。産戸寛濶なりて。胎児の出たる路となり。胎児母の胎内に舎りひさしく柔軟にして胸腹をもしかも産出に凝澁なけれども一たび氣を吸呼しめたる。腹肚四體膨脹して關節硬なり頭を出して肩をもしくは手足の礙住して出るにもことあるにもいたるなり也胞衣にて子宮底に着て受胎のはじめより。月経の血を以て漸

次に成ものハ小さく微細にしてかの三膜を畳たる嚢にてぞのうさ
なりたる膜にそふて、その受用あり。臍帯をもて、その胞衣より血を流
たへて、児を養ふ道路にして、この乃月経乃常にめて子宮へ流れ入て復
とる物なる血をいま手にうけて胎を育たるおまりのみならび
臍帯を傳胞衣より子宮底にいたりて母乃體中にのかれのゆゑ
に血脈あるなれ管一すじ。この外に管二すぢ乃。三條を糾合られその間に
児の膀胱より小水をうけて胞衣のうちへ泄出し、臍帯乃血管に
外の脂膜乃内に傳して母乃膀胱へ輸る路あれども微細なるゆゑ
にみえがたく、ただ燎然と知るものなきを、三合縄を外より膜
あるく裹なるものなり。このうちに胎児より母乃體へ血脈のうちを
二乃管にて脈動あるゆゑに分娩のときは臍帯を壓してひさしけ

ましバ児の死ぬれもあるは。これ動脈をふさぐが故なりたとへば口
鼻をふさぎぬれバ息たゆるがごとし。胞衣の形ちハ圓扁にして中央に
結く上面の子宮底に連着して血を受容るところの外ハ膜にて以
てつゝみまとひ児をつゝむ膜とちぞその間相離るゝこと一寸ばかりの。臍帯
の帯ハ胞衣の裏面にありて臍帯ハ被膜をつゝみて児の臍
に連續らの胞衣の膜ハ児をつゝむ膜とちがひ裁ちのあひだに連續たる
臍帯をまとひつゝあひちなるほどといへどをつ胞衣被膜直につゝらな
やゝさぬるゝのと思ふもあるまじなり胞衣温なるにあひだもそのいろ
真紅冷ときハ紫紅緑黒ましはりて。裏面ハ絶ざ荷葉に似て皺
く皺襞凸凹ありて裁ちの温なるもあひだ中に蓄たる血が凝固ざ
る血熱にかくの如くして凸凹あらはれ児の被膜ハ。河豚皮の如く白

きやまんびいどろにやゝ疑似たるものを透明にて清らかしくその質もやはらかなる

して薄く淡紅色にみゆれど。水にあらへばたゞ白くなりても破やすき

ものなり。胎児翻転のときにやぶれたる細片を頭にかむりて

産出ることあり。これの砕片が子宮中にのこりて後日に月経の障

礙となりおるひとつの膜の砕片に月々の血が漸次に粘着して竟に

は癥塊となり病となりしを。下たるものをとりてみたることあり。

胞衣より子宮の脈絡と連続たる所のもの断て産出るゆゑに腰并

裂るがごとき痛の徹をおぼゆることもあり。受胎をなさゞるは理もなきぞ

らく。おほく曽て五十日許になりて小産したるを見てるに頭面手足

の形具て頭顱殊に大にその男女もわかちがたし。古人の説として

のれおもかげを解剖書にも。その初に二の小黒点あれどもみ眼となり鼻先生

巻上　八

く。月を逐て形をなすものなり。其説の宜然なりと推知す。予知る
人に鶏卵の如きものなるを逐次に破てみて形をみおぼしに其はじめ
めに嗅としかたちなりの中に二に小黒點を見。其後に至るに加ふるに赤小點よ
り血系の連続たること成て漸に明になり。形體具成といふべく人も備さ
かくのおなじ。漸次に形體具て。の五十日の胎のやうになることの中を
みえるり又鼻を人生のはじめなること出むしの人のはじまることし順
産に鼻を陰に向けて産出て天地の氣を容受ものとのべてを
みえおの實に其験ありて自然の理思ふし。の目をもとさて小孕さ
せ知ころかくその形ちあることのなればこ、二三月にて墮胎
したりとも人の體を具するものと。厠睡にもてくいの如くみえざるもの
あれどもかりあるもの思ふなり。胞衣を。胎に従て成ものゝかく

子宮底につゞく。たとへば果實の蒂を上にして枝に在がごとく。尻を蓋ものにてあらず。胞衣の破膜中にある粘滑たる水液充滿し。月滿ざるあひだは。胎兒は水液の中に浮游て位置定まらざるやうなきごとくなれども月數遂て大くなるにしたがひておのづから子宮底の胞衣の蒂に相對し。母の背へむかひ頭を下にし尻を上にし。兩手にて腮を拄へ。膝を曲て腹の前へおれ。踵を臀に添け。面を膝頭にしてひとつところへよせ。腹上へ相會て。一形になりて。背を母の腹のうちへむけ。頭を尻より低し。形狀具。腸胃機轉のくるものなきにいたりて。被膜中の水液が兒の口中より滲入て滋養となるものゆゑに。産出て黒屎を通ずるは。胎内にてのうちの大便なり。兒已に活氣を得てのちにして自動ことを為

のみならず母の運動屈伸にしたがひ臂をとり脚を伸しするま
た倚斜になるゆゑに母の腰腹に攣急をおぼへ脚をつり肚
門へもたれ或は小水の通利をさゝへ浮腫など出来ることあり。しかの
みならず子宮もその人の性質によりて正中にのみもあらざ
れば胎兒脹大にしたがひこの所へ漸次に倚側もあれバそれを推
して正中へやりても滑らかに素のやうにはなれざり。世間に
おほくいへるは小頭線上にし坐したるやうにして居るものにはあら
ねば西洋の産論の發明にたがひなけれども圓き子宮の形に從
ひ體を屈め手形になり居るは自然の勢なれバ賀川家に
て腹上より按じて頭なりといふもその頭にはあらずして臂をとり脚
を伸をしたるをもって前にいふのよりくなるべしおもひはかるたし

ゆゑに診知る者だにまれなりと思ふべし。故にさきのしろうと子が思へらくのみならず誤なりといへども。その娩出んとするときに屈縮たる臓を一時に伸し。頭を鋤面にて膜を衝やぶり。脚底にて胞衣を上へ突あぐるの身を跳せて。下子宮口にむかふものへをいふなるべしと頭を上にしたるものの転倒て下へむかふものにあらざれば免ずる子この故なしといふ説は。却て非なる者也。その転身の機動によりてともに膜を脱出るときは。頭のことに障ることのありて。脚のさきに餘勝を得るもの。頭を陰戸にむかふものへ出ることならば。脚をのばしつく逆に下にむかふもののゆゑに。逆生となるなれども。臍を横骨にむけて腿を跨ひつつ出るの類のおほきなれば。此ゆゑなる逆生にかぎれる胸腹を母の背へむけたるは難くものありしときには。そのさまにより

背面上首に孕まるゝ恐らくその理あるべけれどもにあらずとし。事物の
浅きよくのみがたきものなればいかに疑なきにあらざれど。しばらく
後日の發明を俟ちてのみあるべし。凡そ事物の上よりい
へども胎兒の頭も。其の體より遙りあひおなじく。天地の條理より
のへば形をなすときに先鼻よりし。呼吸によりて生活の元をかなふるなり。
口鼻を先出さんとして。自然と頭を下にむくのみ。これぞ正産にて
これに反し。ゆゑに先脚を出し。あるひは尻を出しなどするも皆そ
の變にして常をうしなへるものなれば。順逆の理に拘らずして
其救の術におけるもの多かれば。下条に説示を着さば明に知べし。さて
に胞衣被膜臍帶と連續寫眞を出して。その大略を示す。
懐姙を知る大略をしめす

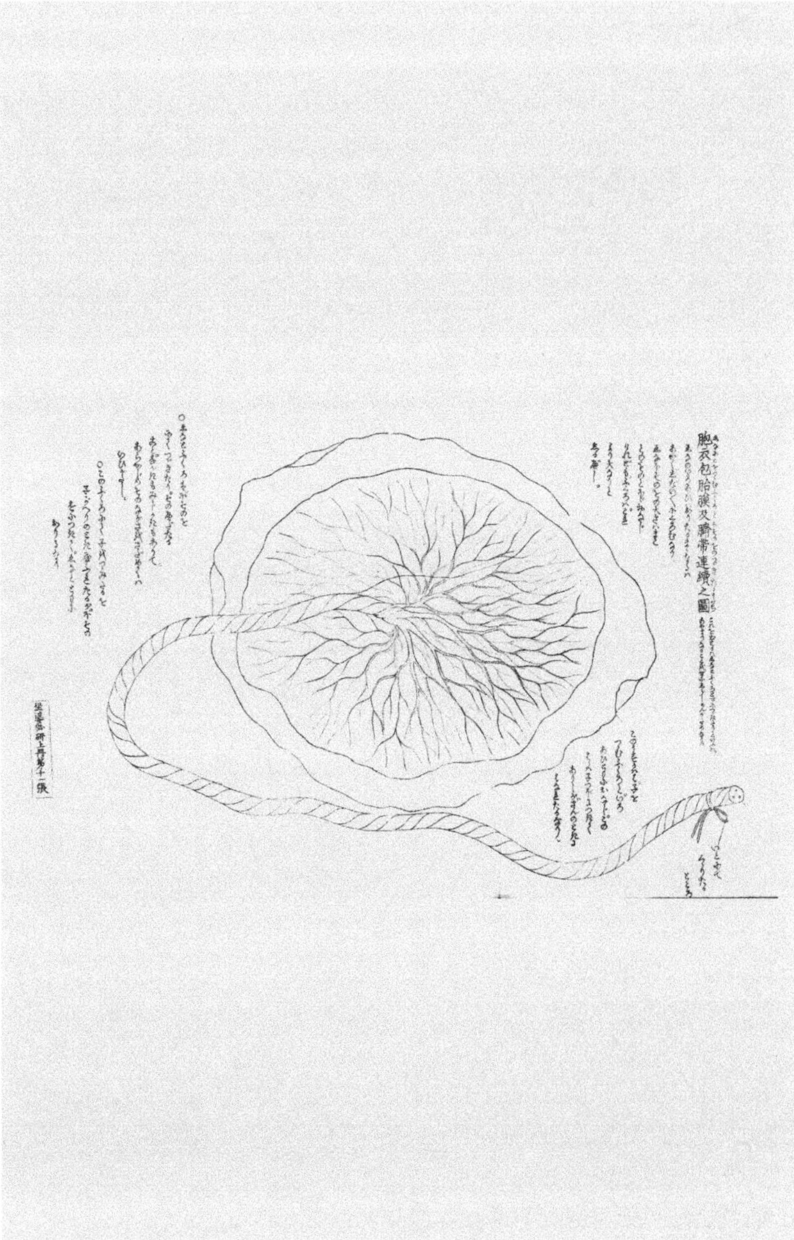
胞衣包胎膜及臍帶連續之圖
坐婆必研上冊第十二張

一切の事学ばずして、剰へ診にいたりては實地にうとく、
さまざまなれば、皆卑熟なるものに及ざること多し。姙娠のものども
の状定まりてありての尋常の醫師よりも、坐婆にはさまざまそのおそれあるが
ゆゑに、これを傳ふる法則のあることを知らず、皆瞭端なく
た謬をなすのみにもあらず、辯胎のさまざまなる懸念の術は賀
川家の産論ならびに翼なるものの書にあらはし記されし蘊蓄ありて
まだ志あらん坐婆は、彼の書を求めつつ学び得ば、などか
その状ちがはず學ぶべし。さりながら、それのみにあらねば
あに一智の究盡すべきにあらざればこそ、子玄子のほか
にしても猶聴断に誣たる事なきにしもあらず、その事あまた
も今の世に産科醫と称するものは皆その流をくみて、その説

巻上　十二

なかるゝもの多し。又逆産に對して鉤をもちひて児をひき出しゝ試
その婦子をもまつたからしむるにいたれども實に此人の餘恵なり。蓋
胎のあつかひを論ずる著どもの書に詳なれども、ちかごろにいたりてはくはしく
いくたびか参考にそなへんがため數ヶ条を擧たるもなほいまだこれを知らん
後の人またよく讀べきなり。
一子月に或三月のちなどごろの胎をうつのがれにちてその婦人かの翌早
にまさご起出されしに厠に臥さるゝに手を懐にさし入ころ
く拍動に小塊を握しくあれどもなほ臍の下にあたりてくだりの小さきを
訓るがごときものあり。瘀塊の手にあたりてへだゝるもの異なり。胞衣のあり
さく漕に思ひくにゆえに候を以て驗んとおもひで豫てその前
日に蔵かし置しに若夜中に小水たまりさらに候べき一時許も前

ふさに前にゆるみて滞さゆゑしと下墜して氣のおちつきたる
こころのごとくの如し。
乳頭黒きもの懐孕の證據になるぬまけあり經閉なくてもくろく
なれども乳のあればなりぞゆへ懐姙しても乳頭の黒くならぬもの
ありそれも多くは悪阻をやまぬものなれどもおろさぬふて辨ぐた
なれどもたまたまくふして悪阻なくと乳も黒く形れるものあればいは
づれ一偏ふるものとのみくいふ大數毒蓄血ふて乳頭黒くなるものの
あるをみるなりこれをたしかなる證據など心得るは誤謬とあり
その別をいはゞ先乳頭の黒ならぬに拘らず乳輪にざら滴の如き粟粒
とて大なるハ懐孕と心得てよし年若なるころは潟ぐる乳頭の肉
くの内へ引こみてあるものなり孕とそれの外へあらわれて剝離

ご業起こる故に此心得をよく知らねバ必誤る事のあるなり
悪阻といへども悪心もならずただ唾ばかり吐食を常に異にして
なれるもの醫師あやまりて蛇蟲なりといひて無益乃薬をもちひ
ふたたびあり又悪阻を患ひてただ舌齦など爛て滋味
物など喰にしみて甚しくして腫出て悩ものあり懐孕にかくのごとき證あり
るものを焼身ざらんバさんたりこへ癒ぬものなり挫ざれバ心得べし
のひどく劇き劑を與ふれば害になることあり坐婆もよくよく心得て
事なかれ心得たしかに懐妊なりと知ならば必妄に薬を
ど受させぬやうにきを笼めあるなり
悪阻の證も多く唾も吐ずただ胸腹ひきつり大小便の通じ快この
ただに鈍頭して色ばかりのまじりて懐妊なる症もありすべて尤誤薬て

こゝにおよばずいろ／＼の術あるべし。

懐孕三四月になるとき。眼中平常とちがひ。さらにあらはしていへど。しろめのやうにとなく。たゞきりとありたるやうにみえ。その白眼にうるほひなきにあらず。あるひはうすく黄なる光あるやうに見ゆるものなり。その産必過なく母子健なれどもそのうちにもこれを一應にいひがたきものいはれ候なり。

おしなべてそれをしるに。乳を吸ふがいやになり。喫するをきびしく小疼を知るには臍より一寸ばかり小痒き所あるものは懐妊なり。

三四ヶ月ごと経行の滞るゝの下んともしるしにも小腹ふくれ或は多くは是を懐妊とみるあやまちもあり血塊といふ懐孕四五ヶ月の大さなるも二年あまりも経行滞らず

らぬものなり。

子宮の中に水夜留瀦て經行とまり。懷妊のやうに脹かくるもののありこれハたまくにある癥なれども。はゞのひ多きものなれバかならず須知べき事なり。

此の外にも鬼胎の候しきもあるものにて。賀川家の書に詳なれどもとにかく其候有て。其まゝにて定まらずして。已に成人のために診ても擬似なりの状をなして定めて人に笑るゝ事あれバにやとまど〜一時にても心得がたき事あり。事熟しての上にて。あながちに腹をも尽さずとも證をも聴もして。たゞなにとなく懷妊なるやうに成れバその造請にかゝる事。筆にも辭にも述がたき事多く。たゞ妊み入たる人目の默契にあるなり。

鎮帯産椅の利害をとく

鎮帯の胎をさゝまたぐるにあらざる。後藤艮山はじめてその説あり。然れども人情の廃しがたきを以ていひおこなはれしが、確言なくその子仲行もその是を述べられ文あり。その他にも鎮帯の害を論ぜしものありしが、その後賀川子玄子にいたりてはじめて自己の発明より専その説をとなへ、産論中にその害あることを論じ、帯を去て用ひしめざりしが、その理に至当せることなれども、世人は信疑相半して従ざれば、その多くは旧習のまゝにてこれをもちゐたるが、おほかた察したる艮山の遠慮がましくなりてや抑遏し。恐らくは帯の害を為すことあるを、学者は全く坐婆の如くへのこと、たゝみたれ布を纏のやうに交てたゝんで薪を束るやうにかたく

彼のせつく緊しく胸下臍上を紮たれそのふのえありて後藤家
にいふやうに少かろく全腹を纒たるものにあれ共さしたる鎮
帯のことも無く伴古神功皇后三韓退治の時に始りし世に言傳ふれど
も古記にも石を挿たまふことは見えず鎮懐石の名をあれ
ど今の腹帯とよばるるものに別のものなり鎮帯のことぐしく古
またかんの律禮門院御着帯およひ平の政子に帯を締めらせさ
れたる事いといふに見えず其のありさまり貴賤おしなべて懐孕
五月にもしくは七月に至りて必帯をする事を吉例として布を
一布の長八尺なるを用ひ全腹をひきしめあてがひの習はしなり
なりぞのむかしよりのことにあり けん侍賢門院の懐妊に帯を出
させしことあり後藤家に論じて胎離の際たるまでこれを用ひて

腹氣を助らるゝためなりしなるべし。左をあぐる處にて見ゆるにはあらじ
亂世なればしらず如何あらん。はさきの帯の古き例しを尋ぬるに
あり。榮花物語にてあられど。源氏の寄生の巻にはきちんとのし
たとひたまへる腰のあるしにしありける。これなむ見えたる
乃帯の引むすばれたるはし鎮帯のあらまし見えたるに
知られざるを。腹より腰にはらひたる帯乃衣の上よりたらし
このふとましいふは衍やうに記したる。いはゆるを伸ぶのしぬれとな
見。いづれにも本邦の古書に載たれども猶をかんがふるに。その製
あたし。このふ全腹をはらひたるとあれらくのふしらず。あまり繁用
く腹力を助けたりにし。これにはある處し。あつのるを俗間に
鎮帯ともちふれば、はてにはかずなく月をとのさはるにあさひの子宮

逐次に膨脹て。腸胃を下より推排て。胸下に餘地無きものを。ん
なりた坐婆の所為にはくのせ。胸下を縛紮てそのうへより堅迫せ。
たゞのゝなくうたゞ人の體を裾襖畏足のやうにあつらえて。脚を屈
て寝させ一ト々。胎兒足を母の股へさしおむをのぞなぞ諭へ甚きあれ
壁に膝をつけ。股に蔕子をこのひなぐして。是非ともに脚を伸に
せぬやうにさまたげなり。かく上下よりこれを迫窘くる。窄隘腹中
にて胎兒歪側になるべしもやうるたゞ。且上る飲食の運化をさく
へ下る兩便の通路を妨て暗に産前後の苦惱となることを述さと
らさ枝るゝおさはしくのわしたらぬのかぎりなり。産後の帯も右の
おなし。産させれやのるや。力はくの世に紮ゆゑに胞衣を帯の上に阻て。
いつの小児しとを下ぬうちに期をのばし。子宮の口を閉られて。遂にて

腹帯を撰んハおもく驚愕ある事あれども。皆坐婆の失錯によれるな
りけり。その佗畜血崩漏。眩運などの病の發るもこの帯によ
れるもの多けれバ。帯を去て用ひざる賀川家の發明もその理至
極せることにるあれども。数百年のむかしより着帯をいはふ
と俗習となりたるをやめよといへども。その事必行ハるゝことのならざれ
ばこれならむ。我邦にむかしより帯を用ることはじめにゆへ
あるく腹上胎位の正中より腰へのけく纏たるものあるをしと
も。大概に推知たれども。我帯をたしかに傳られたることあるにもあ
らねど。帯の事實に試るに。その全腹を結ひたるに。これに
よりて腹力を助るたよりとなることは。大抵ハ一向に補
なく害のことあるものならべ。ゆくゆく多くの星霜を歴て。その事

の廢ざることあるまじき理なし。今の産婆乃所為をみるに。たゞ悪習と
なりてそのひがごとが始なし。ゆゑに今予が用るところのものは古の道を
艮山乃説にもとづけるなり。布乃軟薄なるもの單をもちひ。採の全腹を
おほひて。左右より腰へまはして。右も左より左も右より前へ
とり。採の端を両方へさしはさむ。むすぶことなく。必緩も急ならぬや
うに。小便服乃帯をきたるがごとく。緩なるよろしとす。六七月乃間ちかく腹に
まきたる。單乃布は摺りて。とちふるもよし。ゆゑに胎乃正
中を纏ことは小なきもとなり。このゆゑにしてさらに両脚をのば
やくの小伸し。手を身に添へ下にたれ。胎動をおぼえるときは背を上
にさせてとり。左右へ轉臥して。飽食と懶散なるをいましめ
勞勞をしいしみ。思慮をさらぬ。身心乃つかれぬにしに體を運動

て。両便の通利に心をつけ。夏は暑を避冬は寒を禦しむ故に
きに按腹せしめ妄に薬を用ひて産前の手あてといふことを為
しめず。しかれどもそれにしてさらし帯にまかりて。胎の倚側を防ぎ下便ならしむ
ず。産の前後の患をなし必導故あるにあらず。帯を廃すべきにて
ざるべし。異議を起せし人も危ぶし。妊婦の意も穏なり。胸乃下にまく禁ずる
もの。胎が衝て胸を突などいふことのあれども。おこらざるあまりに随見
ゆゑにいのちをたもたぬあやぶみもなり。牛馬などの孕にも常に腹帯し
たまたましもなけれど胎が転て胸へのぼりたることをきかぬは。
かくて腹帯締の人は胎が肥太て産のなやみあることのひとならもせど
も。狗猫などの数多の子を生むにも。ふくらみて出る難あるものを
みだりに股へ脚を没入られて歩むに。たまたまもなし。たとへ

巻上　十八

身を横にしてねしこそ。かの横なるもの倒なるものがうまれ得たる天然なれバ害ある事もなくて。狗猫などにも難産あるは杖笠にうたれ高より落などして胎位を害したるもののみなるなればこそ鳥獣を人に比ぶれば皆その自然に任するゆゑにたゞ産の神くは人ほどの困病あることなし。人はなまなかに黠慧あるゆゑにやゝもすれバ天然に悖りて畜生にもおとりたる害を招くことあるにいたるまで嘆かはしきことにあらずや。されバその全腹をとろく纏ふる鎮帯も陣痛至たればこれにハ先これを除きて産にうつし。胞衣出をまりたる時には、ゆるび布を二つにをりて胸下臍上にて腹の中などを左右章門のあたり人につけて寛からず緊からぬやうにまきてこれまた彼の縫ある所となりて其の帯も自産婆の為ところに委くまけ也

ざれバ、胞衣下ぬあひだハ、決して帯させぬがよし。胞衣下て後に
も必帯して益あれバなり。惣て臨産にハ、身體運急甚く、血脉
振蘯して上さへのんに下もり、子宮ひらきて、胎兒産門に臨その苦悩大
かならねバものが已に分娩となり、胞衣も尋て下るの後ハ、腹嚢に
あるに空洞になり、窘急ゆる故、振蘯やみて上に迫りし血の道
を圓て下に進んとするをこたへ人ぞ添馬をとらしたる秤盤の一方
に欹んとするがごとし。この時にあたりて、暈運崩血壅遏あられ
ことあり。今帯をとゝのひてこの空洞になりたる腹をよく
纏絡て力を助たべきの變をふせぐの益を得ることあり。さるからバ帯
の用をもちひざるものも、坐婆の所為に依、のせられ緊く腹中
をくるしむ。胞衣下ざれバものゆるぞその出路を隔障の害大な

子宮を淘て緊縮らしめて下る所の残血を滞のこならば腸胃の傳化をも妨げ崩血腫運の症も。おこりして發をあらべし。賀川氏のいよおつくにその自然に淘ふの世。一向に帯を太て用ざることと尤優ことなれども。とおもふる人情のにつての更なのらざるものなれべ予が今のよそよそに沿べしさもなれべその益ありて害へなく。俗習を改て世間に慊ども折中宜を得るものなり。依て今用るところの産椅の製じつも一の世にひろまりたりしのだしかならねどかゝれたるとも異邦にも鰥及ぞ全く俗家の意料より出たるものにて産後の出血或金創となれどあしくは心得たるよりの所為なり。明かに知れたり。邊鄙にもかゝれ設爲もなりて後ある小産婦の復本をこのむて速なるとみれべ。その利害自知る所

きこえ侍りき。近ころ小梅村にて一婦乃路頭に産して、其の児を水にて澡浴、懐に抱きてその傍の家に立よりて湯一盞を乞て喫しけるに、健歩て行けり。然るのあやまりなれどものあり。遊戯なとの事のあやまりけれど、産椅のうへにあらずも。湿池盞によりて害を為ことの類世に多ことなり。産後に必子玄子乃説に従ひて高枕に右側臥にさせ其れをよしとせし。産椅を決して用ひざるものにあらず。この義ハ産後乃悩も必遺患ありといへども。治術を施しやすし。大に利益あることなり。ゆゑに産論にハ産椅の八害を示たり。その八害といふ第一にハ。産すれバ腹内にハかに空洞になるものを、はなして起坐て産椅に倚ゆゑに、やゝもすれバ逆バ眩運鬱冒痙を発することあり。二ツにハ。産椅中に蹲坐て横

に臥さればゆゑ急に崩漏脱血などを發しやすく。三ッには。産椅中に
あることの久しければ證發ても。之を救ふ術を施しがたし。四ッにはひさ
しく跪坐ゆゑ急に。腰脚の轉運あしく。やゝもすれバ脚攣痺躄を
なり。久しく憾ものあり。五ッには。ゆるくして寝ころバざるゆゑ急に精神つ
この為に後日の疾となることあり。六ッには。經脈遲渋餘血下らず。
蓄て塊となることあり。七ッには。脱肛痔漏發やすく。八ッには。跪
坐せしむるゆゑ急に産椅を出て後も。なを行歩進みがたく。起居自
由ならざるゆゑ。自然と懶墮になりやすし。その他大便秘結或
は下利。肩背強急。頭痛。面熱。まゝ飲食の消化あしく。乳汁の
質を變じ。乳出ることを缺少なく。或は寒時は寒に怯やすく。暑
月は熱にたえがたく。偏るは子宮腫及癰を發し。或は癃病。小便

不利腰脚腫て麻痺なとし。癥瘕乃因を醸し生涯乃患と為乃類とらの産椅の害に由てるのぞへ伝らし。然るに子玄子乃辞に曰く。其の術を奇なりと人のいへることど。今に於て優されるさへもあらず。ただ産椅を用ざれば急のるなりといひし迷ふに至る翁の大功しつい産椅の大害あれども識るたしか知ざりなり。古今産論に参攷さいへ通暁者に参考あるなり。

胎乃倚側を整後べき術を志めす

胎位正しからぬる。鎮帯をもちひて胸下を紮り脚を屈めて寝るに由るもの多く。または房欲の慎みなしに起臥屈伸のをりとやのあらぬ○遠さち傷食なぞに由もあり。或は宿癖なしくに願様ます。さまで高より墜なぞして倚側をあり。いずれにも下らび胎の倚側べし。

らせになりて。盤復てをやがて後さ倚側とものなり。かつまたよのし〻腰脚引痛の甚きも起らざるなれど。腰脚もまた脚弱・痔疾・小便秘閉なるし發をあり。産に臨て。児の手や脚を先出し或ハ尻をおらもし。頭顱産門にあまりて産のねおれ乃類皆胎位の正しからぬによれるものなり。ゆゑに五六月のはちから。日々をとりてあつかへばけっしてかたよることを倚側なさしむあらで必正中へ推おくりておくべし。蓋きこのことなり。病家須知に記屡先生とも省て。これによりてたゞ收生嫗のために整胎の術の簡便なるの三ヶ條を載るのみ。子玄子も胎右に倚側やすしといへども。左右ともにかたよれるものなれば右にのぞみてそのところによらず。燥屎を分排する事もあり又いくたびもあつかひをいふべからうん。整胎術乃大要ハ胎の下へさがりたるを上へ挽挙べし。そのこと

よしなきことなり。其中へ推送りて其意にまかせ外に為ん術なきことなかれ。ゆゑ
に我その意を得たる後に己が工夫を用ゐてこの如くに行ふべし。これ
あとなりての論にはかぎらず。惣じて手術に定たる規矩はなければ
あらず。時に臨ていくつのやうにも便宜に従て宜しきをもちゆべし。そのうち
診察をことなり。腹付整胎の法といふもの。婦を仰に臥せて。手を
ゆるく臍より腹へなでおろし。その心のおちつくやうにして。或は呻
揩頭にして婦の肋骨に沿て。左右章門のあたりへなでおろし。
徐た股のあたりまでもやはらかく按摩し。後に胎の傍側をさぐり診て
術を施すなり。坐婆婦の左に坐すべし。下部にむかひて坐し。その
両手の中さしゆびを。婦の小腹の下横骨の間へさし入て臍穴の上
のかたへ推挙るやうにして。左の手をそのまゝ背にまはし右の手に

巻一上　廿二

て。或は傍側より推て。四指頭を用て正中へ推送り左へ傍側たる時は掌後を用ひ。むかへをして正中へ送り。その後両わきと腰の左右上下を按摩て。すべて支障なき様にゆるやかにはかる。両手をこのさせて横骨間にして整頓せしめ。すべて術を施に。其のち腰に力をいれて指頭をゆるやかに車を行べきなり。必ず

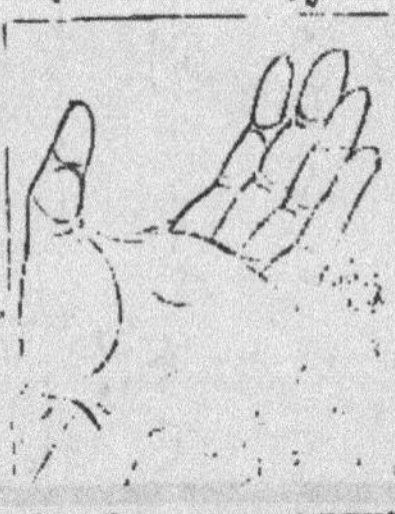

みなくがはこの世にしれたり。おもへやうにも施ものゆへ紀りかく心得べし。もし胎大に下て。横骨間に指頭めりがたきもの。婦の膝を竪しむ。近くは必指をもいるなり。此の術を施して後その法に志ならく寝せてよし。また平臥に要ならぬものは。相対して坐り。生嫗乃両手を婦乃背へまはして。前腹のうへへ撫

摩ること数十遍その心得にて臍上へなるべくあたらぬやうにすべし。按の後両手の大指を肋骨に沿て章門の方へ按おろしさて両手を仰むけて横骨のうへさし入て擲挙その倚側たるこの胎を正中へ推送るべき前の意味とおなじく下より擲挙に両掌後を用るもよし。少し高きところより墜ちんとする転にて後胎の大小倚側にかかはらず。その胎の倚側のまま上にしたる側臥にさせ。収生嫗みづからその後へ居りて。己が片足をのばして婦の股の間へさし入て婦の脚をおのが膝にかけさせ。手にて股の間よりまはして下より胎を擲挙。この手を上のかたより正中へおしおくるやうにするなり。擲撲などにて大小倚側したるを。正位にかへらしむることこのまま小産のけはひあるものはこの法をもて保護べし。さてを行ふにも鎮帯ハ必解脱てたゞしく正位に復して能診て後ふたゝびくゝ全腹を纏裹して初のごとくにすべし。其の胸下を緊禁てあて帯のために胎のおしくだけもぞ其の術意よく知るべきことなり。

子宮の倚置を探て知べきの徴あるを

坐草前に順胎の順逆横偏をもこのり。および産の遅速難易を知得にして臍宮にあらざれバたゞしの斜なるもあるがゆゑなり。陣痛はびくなりしを子宮の陰戸に臨ぬうちハ産出るものにあらず。子宮已に産門に臨ても支障ものあれば時ハに破漿したるものハ却て娩出べき便を失ひ遅滞しておりぞし然るときにハいかほど努力をつくしてもたゞ疲労するのみにて産出ることなかるべし。努挣せ急に却て胎を倚斜にもちたるハ横にさせらるゝことありて困難におちいらしめ遂にハ母子の命を殞すことあれバゆゑに。陣痛たびくなりきても自然の努掙の勢ひのそんになるまでまつべし。娩期いたらバかならずよく分娩にいたるべし。産婦の意にしたがひつゝその努力をいたさせ。坐婆がなすべきことハあまりこれなし。坐婆ハ頭をのぞき見るとか妄に身を労し。無益のことに陥らるさきわひ十箇月以前に探宮が肝要なりしとおもふ。妊娠五六ヶ月よりも羞てこれを厭ふべきなるぞ。事なきときにも坐婆にも診てもらふべし。腹上より察しるにもかぎりあれバ。坐婆もよくよく心得おくべきなり。羞ありても厭のさけぬべし。男子乃産科医が探宮を

臨産乃第一義として必まづこれによりて預遅速吉凶を察し知ること
にあるべかりけり。その法ハ陣痛しげくなるとき始て産婦を坐せしむ。
其體ハ蓆のうらに坐せ。坐婆の右乃手ハ綿絮やうのものをもちて
のせ。その手ハ肛門をうけしめ陣痛いたるごとに揉挙て肛門を探を
きかしむ。胎の會陰へつきかけしやうもしまた會陰乃内筋を推ことなき
るは陽氣ふせぐ。そのうへ児頭の陰戸へむかふのぞうふいたる時はなくの
くしつまることなかれ。陣痛次第に進のり。腰間おもくなりて裂がごとき
き痛をおぼえ周身熱をもよほし。眼中に花紋を見姙婦自身に陰戸に
うちあてたるのごとくおぼゆるごとくにいたりてたゞその産ちかきにあ
らずと知べし。この肛門をうけたる提挙するに。綿絮をとてそのうへに
捨てまづ中指を用て陰中を探ぐるに胞胎已に産門にのぞみ膜

中に水漿充満するを。指頭にてつよくおしたるに。そのやぶるゝ音あり
このに知ること漿水下るなれども。妄に胞膜を突破て漿液を洩すときは
なる医者ありけるを、せぬなり。そのくに産婦もそのしらずして衝破たる
ごとし自然に委ねて。必害あることなきあるものなるべし。必その期いたると
つゝ産婦かならずなんども。たまたまには破ぐる苦痛の堪がたきもの有て不得
止破し水液をもらさせもあり賀川家にも中指食指にて抓て破といへども
つよく張るを指先にても推ならぬ時は。もしも破るゝとも。抓
袮べ破ぬとのみ努張の至ぬあいだは破ゆゑにて。好きなふあらばおの
水液を粘滑甚しくてなく出ながらなけれども胎の陰戸に出て苦悩
多く支障とあるゆゑに尤緊切なる液にあまらずして。洩するも
ひざならべ。のまへの倚斜も支障も滑脱て自然に跳出すことあらんをまつべし。分

婉の助となるべし。第一の至寶なり。その道が為におそれて天より賦與
ところの具なれ。ゆゑに子宮口の陰戸に臨ことなくして。胎傾するまゝに膜
皮の破さるゝ。その聲の外へ聞ゆるほどのものあり。ゆへ破されども知ぬも
水液無益に洩出のみならず胎もまた倚側のまゝ横骨に碍られ
て出かぬるのみならず、いろ〳〵さま〳〵の困難となるものなれがゆゑに胎位正からざれ
ば陣痛もはげしく。下肛門へ微痛あるのみにおもひ。ごへ努力をもちゆることも尤可
からぬことなり。たとへば大便をするにも時いたらねばいかほど努力するとも
出るものにもあらねば、かくも揣量もなく、いたづらに俗人ら狼狽やさきに
ものなるを坐婆の心得よろしからねば、それがために大なる苦痛を
増しむることあるべし。ことに陣痛ありとも妄に坐草せしむべからず。しばらく我の
期を認さしあやまることなかるべし。たとへ一陣痛ありとも、そのまゝに産る

こしおりともできまつハ希なることなれバさればこに坐婆の心がけハ挙家の驚擾をしづめ妊婦の意の澤やうにもてなしてその肝要なり左なければたとへ産も滞るべくとも産後に眩運崩漏などの症發りておのひきよらぬ急變にあふこともあるなり皆坐婆の過なり探宮に先中指を用るにもさ餘の四指を屈むるに中指を用るにあらず拇指頭短なりてよりあるハ食中二指を内るにもおのれに心得ありて二指をのるるにも子宮口已に臨たるを知て後をこしとくべし子宮口二指をいるるへ分娩の期ちかく不遠し三指を内るにのとき一バ已に娩んとするの候として四指をもいへ内らるるときにかなるや産の期にいたりしとおもふべしさりし子宮口ひさしく開かねるときのハ子宮口より外邊を中指頭にて循旋して硬糞の肛門に迫たるときハ肛門を指末にて圏轉せバやがて通氣あるもしれずおまの理に

てはその娩期を促すに尤妙なり。さて子宮已に開きたるとき全手を内るに足るものなり。殊に掌の纖軟なる坐婆へこの術を施すに便宜ぞ。その妊婦に男子の産科に姿ふるやうなる心づかひをもあらはれば、予が坐婆にこの術を傳たしとおもふは、これがためなり。膜のいまだ破れざるものは蠟にて作りたる絹に水をつつみたるやうなる手あたりにて、軟なる時は指頭がさすに軟かに凹むのごとし。児頭なれば硬くして、髪あるときは抓ぐるものなればよく辨別なり。児頭已に臨むものは、その頭を指さきにてよく摩旋すれば、むかへてよくくし推やるやうにまたまはるは勢なくやうやく娩るものなり。子宮の偏側にはなるる、蔵府の推排されて倚斜するこの一方にあるゆゑに、左を下し右をもて定さしいひがたきことなれ臨産前にには腹上より按てあるに、既にあり。妊婦はその傾きに胎動を知ってその形なりかたちを整復しても、やはりもとのごとくかたむきくだりて正中にあ

るも陣痛の努挣につれてそのさい倚側ともあるものなり。されども子
宮口さへ産门に臨むときは自そのまゝにて正位に復することもあり
児正く翻轉し頭を下にして産出べき勢を得ても子宮倚斜してその
口産门に向ざるときは、これを探ても其口を得がたし。その頃かたわ
らの人にも知らしむべし。指を以てこれを難がゆゑに其以前に胎の倚側べきこと
と胎動を知ることよく認おきて、その時の用にそなへ置べし。胎の倚側は其
子の腰脚に拿急をおぼへ腫あるもその方に多かるべし。腹状もたしかに知
られその處は倚斜の明白ならねどもはなはだけれども探ざれば知がたきこと
あるは子宮口の前後左右にかたよりて頗側するやうにおしたるものなり。その口を
もとむるも猶このことにて、子玄子もそのまゝを不治し定むることもあたはず
探も心得らるゝもののゆゑ決して娩さしとて捨べきことにあらずしてのこと

にハこの口状胯門のうへ向ふるが多ければ陰戸の下邊に沿て手をさし
入指頭に心を注て探りもとむれば必その口をその所に得べしその口状得
ざらバ指頭をさし入て産婦をおのれが肩へ靠らするすに臂をおとし休げ
さすときハやうにもちあげれバそのまゝふかく子宮の口陰門へむかふのみありのち一頻
揮にありて子宮の下墜甚しく指をその向に内ぐらだたものハ姙婦をして
胎の倚側するときに臥しむるが手を席へつけて蒲伏せしむれば胎の垂
にかゝりたる骨をたるゝときハ坐婆の指を入がしくまで子宮口陰
へにむかふざるあひだに破漿をもらせバ児の頭顱を横骨に壓つけられバ
ふへ礙住うちに陰門や牽縮いくふもれどもい出かぬるが或ハ手足を
先出しつるハ背をもしくハ腹を陰門にむけ或ハ尻を出すとの類の難産
みな悉皆努力をいそぐ坐婆の過にするもの多し然れバそのことハ下條に

なりて是ハ我救の術なるに説解ハ未盡されども其はじめより胎
の倚側をふせがざるもはじめ子宮口の陰戸に向やうにさへあれバ闌熟の
患にいたるまでもなく逆過こおるべからず此ゆゑに陣痛きざすとも妄に坐
草をいそぐべからず我制するところハ是のみならず世間庸愚の坐婆が心得もなき
鎮帯にまかせ胸下を纏緊てその上をば拗せ脚を屈て臥しめて下りる
産道つひにハ胎を倚側せしむ今すこし坐草努掙を促ていきほひ苦悶しめて再
坐蓐に嬴痒しハ其の臭腥を苛責してますます自然に背て悪作為のことなれ
バ多く産帯をとして病ある身となりしハ甚きハ横夭せしむるその陰悪の報
を知て己が身に及べきことをも覚ずあまつさへかへり讐のしが命と口唆のた
めに際し年々にいくだく悽惨として痛しとてもいふ無たしのめがりなから
ざやかし世の坐婆ハかくろを天道をおそれ職業のあろそのおきくべてたざ

卷上　廿八

るゝ試しに必ず固執をせず手がゝりところを細心に味て是を日用の事實
に檢ば小補なしとするべからず。
坐草分娩および胞衣を下し蓐に臥しむべきことを示せと
陣痛のきざしに手の十指頭に脈はげしく應じて間もなく免身するを知る。これ
を自身にて産婆は五指頭を孕婦の五指頭にあはせて診べし。さて陣痛の
腰ちよびより下へ次第に及し眼中ちらちらとして腹の裂るといふやうなる痛の
甚しきも猶うまれかぬるものは前条にいふやうに探宮して診べし。それより
く腹へ手をやりてその倚側するやいなやところむべし。努掙によりて
正中にありし胎がその期におよびて傾ことあればよく診得てもとしにて倚
側たることあらば腹上よりも前の整胎の意を帯てこれを正中へ推送やうにす
べし。それなりにうまれてこそあり。児頭已に産門を出るときにも、両手を仰て

大指を兒の肩へかけ餘の四指を平らに兒の胸へあて、指頭をそろへ必肫骨を
指頭にてしめぬやうに細心にかまへ、そろ〳〵陰門の上邊へむけて〳〵と
引出すなり。もし下へむけてひきぬけば會陰の肉薄脆して傷やすし。故を
そむけて必上邊へ向て抽ぬくを法とす。平産ハその自然に委せてよきを
落るときはまゝもよけれども已に頭を出したるにはかくもそのまゝにおしあらた。
おとより出る血を兒の口中へ入ぬやうに心がけてよし。胞衣ハついて直
に下りおのなりにて平産なれバ患なけれども往々滯るあらバこれ
を産門までぬけ出しおくべくそのまゝおくべし。これをしたるときハ子をとらへ
ち速に下るなり。胞衣のこりてあまりに遅疑すれバ子宮口を閉ぢ
ゑゝ小児の搦を下げてあり。前にいへるごとく世間の坐婆ハ女ゆ
小兒の娩出るときそのまゝに鎮帯にて腹中をかゝへ熱て胞衣を帯より上

巻上　廿九

へ隔絶たるハきり分て下のて鎮帯ゆゑとハなさるもつのび力よくのせに
臍帯をとらへて挽断にいたりぞたやすくかぎらくてまくあらてになり。
惣て胞衣を挽出ときに胎とちがひて陰門の下邊へむけてそろくと挽
稀ながらもされバ婉なきるものをあまるべく上邊にむけて挽て最も衛るな
まづその法ハ坐婆の両手を疊のうへに伏て頭を下げ両臂を地に據両手ハ
大指食指を用てさくしづく挽出したるものを小指に纏ながら挽ごとに
臂をうつのせて指頭にてあしらひへ挽出をなり。臍帯あらく出をそり
たるとき左の手の食中二指を臍帯に沿て陰門中にさしいれ胞帯のき
こゝろにいたりて胞衣をさゝへて指頭にそへさゝへ右の太指食指をその左
の指の表よりうけて力状加逐次に左指をもちめぐらさるかゆるものを両
三次にして胞衣はなるゝなり。胞衣ふくりて子宮の底にあるものなれども

を傷ふことあれバ。妄に拽てハ臍帯を断ことあり。靭強りのハ子宮を
ものに拽出して悩となることあるも皆坐婆の術にくハしからぬゆ
ゑなり。坐婆よくこゝに述る趣を心得ての後さぞその手の柔軟にして繊
きことのハ指さへたれバ全手を入るに支障なきとなれバ胎娩出てまもな
く。坐婆の右の全手を入て子宮のうちを探れバ胞衣の所在明らに探知し
るべし。もし子宮底に満着てあるならバのこりたるものなりともその間に指
を入ておのれをそるべし指の間に胞衣をはさみ掌ともどもに外にお
る左の手ハ臍帯をとりて。これを緩く引に拽出し。再手を子宮中に入
て瘀積のあるやどの虎膜凝血なとあるを指頭にて探りあらためてのこり
出さしむへし虎膜といふもの胃膜を児の衝突にて破裂する処にして。偶
ぬ児頭にかぶりて出るものあり。かゝる類のものを子宮の瘀積乃

巻上　三十

あひだにとゞまりて。そのまゝに出ざれば。月經不順。蓄血。崩漏。腹痛。癥瘕の患なんどの症を患る因となり。後日の害を為ことあれば。とり除にはかくのざれどもを兒生下てまもなく手を入るにあらざれば施がたく行ひがたししかるに尋常生婆のおこなふる後術などいふごとくにとめて胞衣乃下ざるものをとりおさむべし。胞衣下ざる症。大要五あり。その第一は胞衣子宮口にかゝりて上るは流出る血を盛て底ある囊のごとくになり。下至來らざれはその臍帶をつよく挽ども必下がたく。強て挽出さんとすればその胞蔕のところより臍帶を挽きりて重患を招ことあり。故にかくのごとくなる者は臍帶を挽ことなく。その臍帶に沿てさし入る指頭にて胞衣乃蔕のところを便宜よくおさへ扁壓しおけばその旁に空隙を得蓄血ってその手をたくへてきたるなり。さて子宮中にたくはへたる血あらくつれてると思しくれ兩指ちかくさゝへて前のかたより擁出させたり。第二ハ胞衣とゞまりて子宮口ふとゞまり崩血などふならんの害をなるものなり。その胞衣を擁て尤速あらざれバ婦の命を殞ことあれバ全手を送入て探らるなくハ。前ふいふごとくふして手をやうやくより出し。およそ崩漏をふせぐ術ふて血の止るやうふしてよしとをしても是を行ひがたくバ胞衣の下たるやうふなすべし産婦を諭てゆるくその心の降やうふし。胞衣ハ日數過て自然ふ下るを待べきもよし。いづれふもその便宜ふ随てのぞくべし。あるひハ胞衣の子宮口ふとゞまりたる由急しく知ざるも崩血已ふ甚きほどのハ妄ふ手を下しがたきことあれバ。そのふしなされバ下さんとする胞衣ふかゝはらず血山の崩がおほくふ下り来て死ぬるものあり。その見るけハ周身の經脉甚く鼓動。胸腹の動悸波濤のごとくなるものおよび昏眩。頭痛。上衝つよきの

卷上　廿一

きゝものなきハ決して怒視するべからず。たゞしそれらの症あるものハ。た
とへ胞衣を子宮より拽とりたりとも。陰戸よりかならずぬき出さ
ざるをしばらく留おくことハ第五の體徴するものとおなじくおほいにあし
てゆるやかにも穩になりたるときに取べし。はさみて直にぬきとり。綿
をこの手にやくふせぐも。時の宜に從べし。第三ハ。臍帯をつよくひき
て胞帶のところより斷するものハ。細き筆管にたへる杦箸など
の。木理緻密にして折まじきものゝ稜あるをもとめて右の食指頭
に添てそとふかくさし入て。胞帯のところをもて箸の稜を胞
衣をつゝで指のちからにてものと推て。胞衣の脱ざるやうにして
ものゝ先を握りしめ。左手の力を添て拔出するなり。第四ハ。膀胱中に小便
充満なるより合に胞衣の下ゆるむものあり。それも先小便を通ずべき

せまく後に胞衣を下すがよし。第五に坐婆の殊に心得べきことハ難産了
ふるく體憊たるものハ胞衣をすみやかに搜出せバ、往々ひどく血漏下てそ
のまゝに死ることあり。又衝逆氣絶することもあれバ、我と自らの胞衣ハ陰中ま
で搜出してとりおき、必らず出すことなく、腹上より布にてしめるやうにし、その上には
き高枕に右側臥させて、白湯糜粥などを少しづゝ與へ、藥などをもそろそろとの
ませ背腰脚などを按おろし、おのづからの轉倒を談るとして、下時あまり
を消息めし、催睡ならバ下様むりにさせずして、のちにそろそろするが尤よし。
なかなかもとむるに陰戸まで出しおかざれバ、やがて過ても子宮の口
を閉ることあり。急に姿にぬれなりがたきものあり。疲るものをかんがへもな
く搜とりて、あしとをしるも鳥のたちやうなる急變にあひ、臍を
噬の悔あるもなきの此の事を心得ずして人を害すもの世に多け

迯べからずもおそるゝ事なり。かくれたるもの胞衣ハ。ぬれどもれざるにも心を用て綿を炭墪の大さにかさねて造りたるを豫しらへおききまゝ脱かゝりたる時ハ之をさゝへて脚をとぢさせ陰門のあたりへあてやうにして側卧にさせおくべし。病家須知にくはしく記載て。俗家にハ示置しおき血の懸下んことをおそるゝゆゑに。かくはすることなり。胞衣ハよく下ざるとも婦人にはいさゝかもしらせず安心させおけバ。衝逆昏眩の變ハ決してなきものなり。暑月ハ六七日寒時も二十日あまりを過せバ。必腐爛して下るものにて。害にならぬことハ毎もためしあることにて決して恐るゝにあらぬを坐婆の心得あしけれバ。おどろき躁て非命に陥しむるものゝ多きハなげかしきことにあらずや。また兒の未娩出ざるに臍帯先出るハ其臍帯を壓挾て血乃運輸を閉塞ことあ

れバ其児いまだ娩ざる前に死ぬることあり故に臍帯先出て児身の
ときハ速にその臍帯を子宮中に推入んとして。これを救ふべし。推入れ
んにハ産婦の枕をばいと高くして仰に臥せ児頭己に子宮に臨たるを。
児頭にてこれをにその臍帯を推入んとしてよくよく念のかなれども後條に
説明せし術にてもよからずばかくしてこれにてもおよばずバ速に児を捜出して救
の難をまぬかれしむるがゆゑに。この術を用るに及ねあとは急にて
しくハいまだ全く児頭己に産門を出るときに臍帯を頭に纏とふこと
と三匝に及ぶものありこれをその儘に捜出すときにハ得て
る臍帯にて匝ばく左と右へのきれぐむきくえる也。そのゆるみた
ゐる児の咣をしめて殺ことあり。そのときにハ食指にて頸に纏た
るのつりあひをよくかんがへ解べし。ときハよく緩児頭をうちあけてこれ

巻上　廿三

を解ことしがたくして、を解るものへ速によろしく死取にゑく。その間一寸あま
りを残して両ところ紮て、その中間より剪断べし。さてその後小兒を
分娩しむる手段を為べし。惣て臍帯を紮に、細麻線を用ゆ。外科乃
金創に用るものなれば尤よろしけれども。今俗間に紅木綿糸を用
るが常のことなれば、かの繭糸ながらにて紮などしてもあしからぬ乃
ことなるべく、俗意にはさとらねど、のがれば、さびしくかくもおもひてころにも
あら旅ども、赤綿にさしへのて紮にたまりよくのらざる。ただ急に繭糸などの
よしただ世間坐婆の為やうに臍のをを長く剪のこしたるは乾おそく
おそく、暑月など必腐爛やすく、その腐潰より兒の病をも出きたることし
ばしあるべし。決して長きを好べからず。臍より二寸ばかりをのこし、臍の
をよりむすび、その上へ血をよくおしきよくして紮ば、二寸ばかりもおちつく

紮みその中間を剪切なるハ竹刀にて切ことむかしよりの習なり然れ
に従をさるしからバ胞衣のいきを紮ことハ後に胞衣を挽に患あるにい
血を瀉出してる臍帯にとりてハ力を用ることなれバなり臍ハのこりたる
ものくる盈にしろく臍の上へ折かけその上より單の布にてゆるくまきお
く巻し紙なとにておほくつゝむもよろしからず臍帯退落後氣ならず
おほかれハちはやく乾しむるためなり病をふせぐたよりともなれバ是式
謬會するものの火氣の兒體に徹まぐにもるへの多くて病をも引出すを
をそるゝとなるといふなくふるしからぬことさるなり又灰五倍子などを式
ふりかくるも詮なきことにてあるべし然れバ人々の心にまかせて
よろしからず又熊膽を水にときたるを貼るも其おしかたに臍
帯をつたへ腹中に浸入て害となりぬるなりしこて腹痛瘤癖などを發し遂

にして児を殺ことあれバ。決して為べからず。また臍口いまだ乾ざるものを浴し
すれバ腹痛して悩あるひハ搐搦を發し。或ハ卒死しける児をみることあり。是
ハ必ずそのあとの乾潤ざるうちに浴させまじきことなり。さて胞衣已に出なバ
先冷水一盞をあたへてのち布にて全腹を纏ひ。もじめにいたゞよくにして。そ
の後導にかゝりし挑をなくして先右側臥さすべし。その産後の帯にも布をもち
みさし臍上を緊てつけ世間坐婆の為せしにしたるもまさゝかし坐草ひさしく憊
たくさしたるにハ産門に綿絮をあてて坐婆の手にてそえさせ。そのまゝに匍匐にさせ
て導へかゝりし導上にていてた循おさへたる綿絮どもなさまに人にいひをしへて
婦のうしろより抱て體を靠うちにせしことちらへてしうらうぬやうにしらし
さて左の乳の下より鳩尾のあたりへ手をやりて。動悸をうかゞひえさせしあら
くおんでまりたりとおもふほど徐に横に臥させてよし。産後に水をも喫せしめざ

のよしを聞入まじき輩もあることなれば。黒薬とてひろく麻の嫩苗を黒焼
にして懐中し。それを冷水にて服しむべし。わさびのらのねくちもよし。
麻苧もよし。百草霜もよろしけれど。伏龍肝とて数十年を経たる
竈の下の通赤になりたる土塊あり。いろいろの薬舗にもあれどもあ
またそれらを細末にして用ふもまたよし。いづれの薬もただ冷水一盞を
喫しめんためのものにて。その効をもとむるにあらねど。これ賀川家などにも
秘訣とするあとなれども。近来の経験にてあらはしてやく千金
方といふものの書にも出たることなし。その後支那にて用るところの
あへて明哲の徳本なども冷小便を服せよりしといへども。その意を以よ
またみなとなれども。不浄のことみをいとふにもあらん。ただ湯を服しては決
して効なく。必新汲水一盞を喫しむるなりにて。時過てもちゆむべき

ふしぎなり。その水を用ゆる時は。昏眩崩血などの変をふせぐに。その効
挙て数ふべからず。その他効用多端にして。胸腹動悸劇。血大に下て止
ざる時のごとき症によりては。湯液を冷服しめなどして奇効を得ることも
この意なり。されども産婆の事とも坐婆心得居る時は。人を救ふこと
あり。されども多くのらんと此に諄くのなれば。必疑惑することあるべし。産椅
を用ひし高枕の導を除きたり。そのうへに右側臥さする事にて。余家にても示
たいさう病家須知に載せし。産後の熟睡を戒ることは。尤あしき心
得にて。快寝をのち。必喚覚すこともなく。そのまゝに睡らせ。體をゆ
るがせにせずしかく寝たる後は。残血も滞なく下て復素ともすみやかなり。
ち。前條にいへるごとし。たゞ難産後にて。眼をまはすなどしたる後ある
ひは息のちゞむものは。寝たりとも忽視のならぬことも多ければ。傍

に人を添付て。その眼面と息おいをおくろばけさせさくよし。産後
直に藥湯或は塩湯にて陰戸を慰せしむれば分娩時日を過し。因
難ひきし死たのにつゝ必爲さしめへし死て家あるもしも平産をつぐるは
でにるおよそ也。このくに懐妊するも分娩と自然にまかすべし産前
故あらに。熟練もせぬものみだりに腹を按摩させてかならず胎のさ
はりとなるまじきともありがたべし。あまりに人の作意を加へば害あるこ
と残つて殊に審辨すべきなり。

臨産に坐婆の心得なるを残さしめむと

臨月になりて腹の形上張大小下の二狭小のものを順孕とし。下張大
に上狭小なるを逆孕としてもこれを拘るにあらず。たゞしおにも
の如く順逆を必觀轉の機にあらず其の難きものなりけくべく

もとよりそのなりに孕めるものハおほくなき事也。横骨の上際に両指を容
るゝ時ハ難産をし、胎俯側して股に没かくれたる横産をする事あれバこれある
べきことにておこたる事なかれ、尤手術の住ところなり。
七八ヶ月ごろに腸腹のうち或ハ腿などに引攣りまたハ腰のびみぐく伸の
ぬる事ありて水血滞下するの。正産にあらぬもあまた腰乃いた
み甚からぬものなり。此事多くハ胎のうごきたるによる事
しかれども事により妊中にも是あり、その痛ハ必体とのなり。ゆゑにそのみち
は肝要なりとおもふべし。
孕たびごとに小産するものハ、労労と飽食をいましむべし。もし
小産したらバ子宮の餘血を残ぬやうに掃除して、後日乃害をふ
せぐべし。

九ヶ月ごろに腹を痛めあるひは血下り水交などしてこの為にて産せざる
ものの近産にあらずして腰痛甚しく陣痛止みたるものは多くは半産なり。半産
のことは及にくはしくいへるゆゑにここに不委ものなり。
臨月ちかきころ又は産に臨みて乳汁の出る女子が乳をしぼりだして胎
児の死たるなりとしるべきなりといへども多くは死胎なれども児の
腹中にあるうちに乳にて育をなしとあるは、おろかなる臆揣なり。
胎内の児をやしなふ用なくなりし血のあまりが、おのづから乳汁とな
りて出るなりとしるべし。
七八ヶ月のころ痢病の劇迫しく偶分娩あるものは多く死胎なり。
臨月のものもおなじ。
傷寒痢病或は麻疹などに悩み熱はげしき病にかかり日数経

巻上　廿七

たるものゝ陰中より血水下るものあり。胎の死たるに多し。水腫などに
患ふといふてきたれども、もとより墮胎するものなり。又は傷寒痢病を
わづらひて下を爲死症あらば、手まへしらずして世話すべきならねども、有身
の急に下たくも下さまれぬなどいふやうなる醫師にかゝりたるは、坐婆
よく心得て後害を受させぬやうにすべし。
産にかゝりて腹痛心下脹滿して苦悶するものあり。飲食の停滞によつ
ての多し。またはそのあしき坐婆にて陣痛にかゝりたるときに産婦の力
を生といふて湯漬などを強に喫さするものあり。其のときに喫たるは
多くは滞りて降ずして、それよりして嘔逆などを促大なる害となる
ことあり。其のゝちなりとも胸下痞て氣血の運輸あしくなれる。分娩の
ぬるもの多く、食滞より子癇となり、産後も昏冒崩血などの急

受けて死にいたる。是食を強に喫たるが。停滞したるより發るなれど
またあるときにおいて。その腹満痛あるを。醫師もそれと知たらんには
はやく停滞たるものを。ひらかしむるやうに世話がならぬことなり。
妊婦がつねに空腹なりといひて。食をもとむるならば。昼ならば
ふとく温なる湯とりやうの飯を。すこし内なにおさへ其程がよし。必
餘分より強ねがて可ならぬことなり。
又かの難産の悩より。むしけづりて産る兒も。多くは育たぬもの多く
先の毛ぬかにあるぞ。
産に少しも面色のあまりに赤きは。産後脱血するおそれあらんとし。この
様なくへし。
臨産背冷て。或は面色唇はくも青白く。呼氣冷るもの。産後

の證あらんかし。この術へしてこゝろうべし。
ともせん戰慄さし。乳房の痿軟になりするものハ。胎児に變あることを豫
いひしるべし。
産にのぞみてくるしむハ。身に微熱あるをもしとせ。汗出るものハ。おそれざる
る。産後いたくくるしみありなんかし。氣をふさぐるべし。
産にのぞみてくるしむハ。虚里の動といふ。尤の乳の下むくつきうごくもの也。
産後に惡露下ることあらんのどかにくだりおく続てあるべし。
産後に心なりきく。崩漏なとあるハ。子腹中に死ぬるにあらず。産後
變症出ることあり。
産に臨て腹石のごとく堅くはやなれるものハ。胎の死するにや
とおもふべし。

産にかゝはらずして腹だるく痛うすくなるは死胎にうまるゝしるしなり。たゞし逆産にては活胎なれども其の痛腰肛門へおよぶは常のことなり。惣じて死胎はその腹を按すに気力なく。指のあたるところひやゝかにおぼゆべし。また産婦の臆にはものゝ重たきこと。二三貫目もあるものを負たるがごとくおぼゆ。みな胎の死たるゆゑなり。

陣痛きはめて止ざるものは。腹中の児死たるにはあらずやと先おもふべし。

陣痛のきはめて止ず。小便の道たえて通ずることなきものあり。その道をおさへらるゝ故死胎ともしれず。大なる害をひき出すことあり。よく〳〵あらたむべし。小便閉たるときはやく。その小便を通ずれば。はたして陣痛もおこりて産するなり。

臨産に小便の通じかぬるは。児頭が横骨の正中へつかへて。求るがゆゑなり。道自塞く。通利あしきなり。是は常のことなり。しかるにふだん小便の

巻上

廿九

通じはさくのも淡閑なく可なり。逆産か横産か。死胎にハあらぬかと慮べし。」

陣痛のあひだに小眠をもよほさハ。稀なりおしとのひく産の氣いまだ到ぬなり。

必らず努力せずに靜に寐させおくべし。

陣痛時ありて娩かぬるに。傍にありて小聲にてさゝやき亦なとするハよろしからぬことなり。高聲にて怒などなしなどするも必制すべし。産後によく寢させなばなど大に損あることなし。それも側臥にせさせ歇息させなバ。

精神の鎮らぬのはあり。このことよくこゝろうべし。

倒産横産ハ破漿きてのち逆になるのなり。

試産陣痛とりて来ざるく。産かぬるのちその痛忽止へ。たゞ腰間おもく。腹に微痛をおぼゆるものにて。陰中を探てみるべし。被膜いまだ破ざるものハ五六日をも過したりとも必死胎にあらず。産の期自然に来るをまつ

ちからよはく。おせのごとく膜を衝破ことして強に娩身こともなるものは大に害く
なるなり。もし膜すでに已にやぶれ漿液流出て臍下攣痛のことあらば。肛門に
やはらがざるものは。死胎の候とみえたり。やがて児を出すべし。
胞衣の破るゝとき腹中たゞちに音ありて産婦にもこれを知るときは産必ずやすし
音もなく。傷たるは児も知らぬかたちおそくて難産なり。
順産と知たらばその児の娩よりさきに胞衣を先出るもの必死胎にかぎることなし。
難産に横産逆産のそのうち胞衣先出ることもて死胎となるもの多し。順産にてた
しかに死胎と見きはめなば先その胞衣を断べし。
児頭の子宮口にむかひたるを。指頭にて探て。その口中を診に舌動となく
く。臍帯に脈動なきは死胎なり。
その腹常に冷くなりにけるもの。ひぶる痛をおぼえ陰中より黄汁まじりたる

巻上　四十

赤小豆の煮汁のやうなるものを下して。臭氣甚きゆゑ。胎の腹中に死る
なれば速やかにその胎を挽出すべし。
燥屎産路を妨て。娩のなることあり。その時は指にて陰中を探てみるべし。
肛門のうちにありて堅きこと石のごとく。指先にあたるものあらば。
その産婦に問て大便したりしやをたしかめ。それと断がたくば油紙
食指にまきてこれにぬりて。肛門へふかくさし入れ。いくたびもかくのごとく
しばしばくそを油のごとくやはらかにしてのち。肛門の縁を摩旋し。
大便を導やうに指にてこれを出すべし。蜂蜜膠飴の類も可なれども
このあたりにはこれを得がたきものなればなり。油のことたるものにはさまざまあり。
其にも時の宜に従て用ふべし。それにてもなほ通じのなきものは。
油にてもまた蜜にてもつけたる紙をさし入れたるにても。烟管の頭を

きりだしの竹の方を口にふくみ息をきるゝべく肛門へふかくふきこむべし。
卿間に多く汗射ことあるべし。
胞頭産戸に出てひさしく動ことなく頭皮ゆるみたるはそのなりゆゑも、
臭液の出ることは来るものなくば妄り死たりと斷ずることなかれ、
中の水液乾燥て児陣痛によりて逼擊を受るとも脱出ることなく只搖
動をなすばかりなるは進退きはまりて死たるやうなれども鼻を
出して大氣を吸入るのちにあらわれひさしく口鼻をふさぎたるは
妄に死ぬるものにあらず。かゝるものを尋常の産科に諸も必鈎
を用ゐて取出すゆゑに非業の死をさするなり。むかしよりの産法
おとの外むかしきおとに心得て難理をもとむとも従来の俗に説
あのきとさろの發明た聞得る。その椅自過て交骨再開あそぶる

巻上　四十一

ものを俗人にも救得らるべく。たとひ児が死たるにもせよ。鉤にて破傷あるひは截断なとして出たらんには。その父母も後くやしさぞ追恨あらんにおのよべし。坐婆も俗家もよく心得べく。もしあやまりおほ残鉤のけ醫者に委すとなるべし。

妊婦大小浮腫なるものは産にかゝる二三十日前に水下まで間歇なれども多くハ外腎陰門まで浮腫あらずして。水を下せどものありそれハいふべきにあらねどその水に色のつきたるもそのまゝ産にかゝるなどあれどもおほく。おそらくしるハいのちのそこし先あるべし。

壯尾胎を順産なく女子が多きものぞ。それより母が水腫をわづらひて。その水氣が胎にあつまりし。児の周身浮腫なるを娩出るときに頭胸の水をも下し上るがたまさし。腰以下大けなりさく。やすくなるものなりゆゑに逆産ハ。脚より出るものなり。その水を上部へのぼりあげて頭胸の大小ありて産るなり。多くハ死胎なり。炎燠のおそろしさより分あるまじく。體肉少く死て。暑熱によりほどなく腐敗ぞその皮肉がきれぐになり。水を多く下しては母もあやうき死あとあるものなれバ水腫甚き孕婦などは意を留て胎の死生をうかゞふ肝要のことなり。胎児の手足痩て腹ばかりの甚大なるもの。その内にあるものハ水なるべし。産に臨て産のねるら死胎ありとなし。不知ならば児の腹部のよろしきところにて爪を以て皮をやぶり水を出してのちにうまるべし。すなはち手を出したるものを見るに不そく疲かれしけれバ死胎あり。その血の運輸なきゆゑに疲なり。活胎の臂ハその色白青く。肥て動ねすふくも。なにとなく活氣あるものなり。

兒頭子宮口にいづるを兒に手を探て頭骨にて。そのうちあるやうに
く皮なれ骨にあたるやうにおぼえ嚢に物を入て振やうなる音あ
るこの時はかきわくべきもの。死胎なり。かくなりたるをひまどるときは胎の
腐壊て皮肉とろけてにありて下るものぞ。さあるときは母もはさ穩
ならぬ事になりゆく事なればよくこころえさせおくべし。
兒うまれ出て聲をたてぬうちへ。冷るものなり。それにのりて温める
事日数歴ぬうちに死ぬるものなり。よく心得べし。死胎ならば湯氣のうつ
らぬやうにおくてのなるものなり。
此三十三ヶ條ども。こころを切要のことゆへ坐婆らく記得て事實に
あらはし。かつ又擴充ぞのうへの發明を得て人を救こと多からむ。
仁恵をこのむがゆへなるに世の坐婆人命の貴重なることを

おのれむごくして、その職に疎に惨酷なる心ならで人をあやまり、天命の畏べき事を悟ざるものにして蠢愚ともなりまして都下にもなれども、なほ貧窶しくて多産家は、無事にうまるる児どもあるをこの者妥などにあまたをもまた世をわたるなりとうけがひて絞殺または口鼻をふさぎて息をとめ、あるひは壓ころし、あるひはまた坐婆が寒郷にては今もおほしときこゆ。このらんにへこの乃窩に鉤を用て生児を拽出すと医師にいへることにはさらなる巨罪なる者しもあて人にも天禄といふものの具て児一人にも一人、数人にも数人だけの衣食を必天よりうけて産出るものなれば貧倹にて数多の児を養育せんのちに、飢寒にて死るはなかにいらぬものなりとのぞならば親となり子となる宿縁のほどをおもへば閑事にもあらぬ事ぞこの㐧貧窮ゆゑやしなひがたけれバとて。こゞのら殺あやまちもあるぞの類をつかまへぬ禽獣をせぬあとなり。かゝる心を起しくらだたとひ現罰なしとも貨のためニ人をあやめ盗賊ともなり。まさりたる大罪人なり。天の譴ハこのたゞりぞいと物恐しきことにあらずや。

こりあげなど心得草巻之上 終

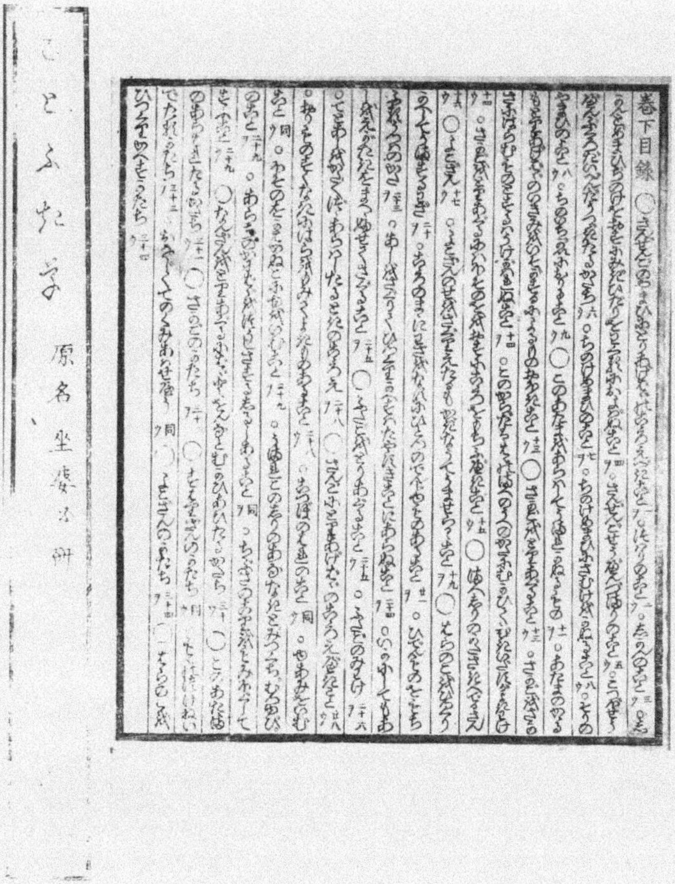
原名 坐婆必研
巻下目録

坐婆心得草巻之下　一名坐婆必研

産前後の病に坐婆の心得置べきことを紀しぬ

産前後に病あれば早く医師を請まねくべし。常のことなれども悪阻な
どさへ薬をもちゆべからずといふべきものなり。中にも胎のうちより
腰脚攣急。或は小便を閉。あるひは子懸・子癇などを発し。かしくれ
産後の断臍胞衣の類は。手術を先にし薬は後にすべきもの多き
ものあり。しかも胎児の産門に臨み。娩の既にありしもの。或は胞衣下らざる
・などはいかなる薬にても効を得がたし。患ふべし。さらんば敵兵に闘を
たとへばものを援んとし。先その敵を解ずして救はんとせば。ただ糧粟
を送んとするがごとくにて。却て損害を増ことあるべし。ゆへに理を
弁知したる医師に。四物湯を血の薬とおもふ。陣際にて産前

巻一　一

後にも妙なるものぞ。黄芩白朮ハ安胎の良薬。當歸川芎ハ催生
其中に以献合あらはしおかしき入の折衝飲ハ賀川家にて製たる方
にて。血乃薬と心得射副覧るは紅棗乃血を治る薬といひ。半夏ハ
胎を墮乃芒消ハ胎衣水にもちゐるのし。薬の効能も方乃所由も貫
を審知ね俗家同様の愚昧なりく臆見より。産前後の劇症にたゞ薬のこ
とを託にしらく。とし。偶に自然に治ましあるとえしは。一途にこの薬この
の病に効ありしと執強て。生涯を過るも輩の多ければ庸人の薬を鑒
小数世の産婦のあつこのひを坐婆に任るの。先にも世間の習しなりし尋
常の醫師ハ大かさのよくのおこれそのたる也が。おほかく倚頼になる
そのにあらぎ。ゆゑに挙婆にその心得なりれバ。母子の生命に係る一
大事を誤まとおりて。その責辭遁ればれず。腰を擁く努力もちるべ

のりが職分にてもあるまじ。胎児を浴させるをもてなぐさみに禀けた
たびく産したるものなり。なるべき常にもまもるべきことなく。それ産の
あやまちを本業と心得てへ。たゞ其上器なりしとのへやくも幸鈍るあ
とゆる流しは。いつのにや世の済生温のなくして。この者あてに深く志あらば
その家に招くべきなり。この薬をり医師のゆゑ。鈎を懐にしたる産科
業にあらねあるも吾し互乃太幸なるべし。難證ありとも。いかでや免ぜ身
てみせんし力の及ぶだけ施しくして。天道の清しるをもて知らずに心
かくの如きを第一なり。ゆゑに今産前後乃病に坐婆のん濁く
益あるまじきものゝ其れに至ることいくのちなる難産なりしことやもんくと
分娩させるべき千古未発の妙術を識らざるあらば説きあるべきなり。上
巻にものをあらくいはゞべく乃ここ一冊より懐よりた保守きにんてある

是によりて世間の穏婆が此乃書に述るところを日々の事實に驗て怠ることなくバ徒に精神を費し筆研を勞して書記せる予術にも。過ざりたることにて勿論これにもいへるごとく産の一ことばかりハ是を男子に傳んよりも穏婆に教て世乃益となること多く又産婦も恥しと思ふ念もおこらねバおのづから事を處やすきの利多し。近きさいきんして鉤術乃害を聞こと多く。いよいよ験なることのあらはになりた是なり。そもそも此弊を救ひ世乃害を除んとて思を起し力をつくし此乃書を著てその術を世に流さんハ子玄翁の産術の羽翼とならんと希ふのみなり。人このある主意をも辨ぜずして名利の心を以てこの篇を讀予が志に背くものあらんことを只そのことを祇恐るのみ。

【悪阻】悪阻ハ藥を用ひても速に効あるものぞ稀にして世間予用

る四物湯。順氣散。龍王湯。貫母散などの類は。かへつて悪阻乃さ
はりとなれることもあれバ。妄に与へ服さすあらば。先ヅ制止べく
よし。その症は食物乃停滞ぬやうに。少しづゝ喫せ。身體をうれ
ふどに運動し。坐婆はゆるくその胸腹より背の六七椎のあたり
の二行ほどありを。指頭にてそろそろしづかに揉やはらげ。その家の人に
もとくかくなさしめ。胎位定て。自然に止を待べきのよし。ま
た・嘔逆なくしてたゞ食を悪むのみ。その尤嗜好するところの物を心の
まゝに喫せしめ。食ばくなどあり。さべくなかにことしとも為れに懐姙の
食禁ある無益なり。平常のさありに心得べし。支那人乃いふてと
も。許妄の言多し。そのふくたゆのくらに従ばべくのち。世間にいふ食禁の
たぐひも皆その實なれなし。多しと心得べし。たゞ飽食させ

巻下　三

ねむりに。よく誡あれきことなり。節食によく胃府膨脹だ。胎倚側て血
の運行を遅滞ひにて難產のもとゐとなることあればなり。
「孕痾」ある乃病候て。病家須知に載られた。此にて省くぞの詳を
諸𧏾を上の人牽引て。身體攣急。人乃見るそのひなく。その患が
子宮へ及て甚ければ墮胎をすることあるにのる。九月臨月ごろに
發てそのまゝに治胎をうむことあれば。病發やりあや。胎兒いくの
にして陰中を探てみるあし。子宮口の開て兒頭已に手に中ば。そ
やくその胎を挽去べし。妊婦も前後を知ざるべいくの中にもと奇
るものにて術を施やもし。手足を動し躁亂ものして人に撼させ
て治もるがよし月のさなりたるもて。死胎のゝにあらざるべ妄意
なることもて決して為あのらべ。瘈瘲甚く。黄色なる臭汁を吐も

のは選あり。また吐糞といふ。此證あるを難治とすといへども死にきはまりたるものにもあらず。妊婦を救ふ術も病家須知に載す。廣く俗家に示置し。其大旨を仰に臥する婦乃左りのかたへ人居て右の膝を婦の季肋にあてて。拳にて上へ唐突ものを緊抑定て。その勢を挫やうにするなり。劇ときはそつ女乃力にては及ばぬものなれば男子にもよく教諭て為しむるがよし。陣痛の催ありて發るものあり。ときは陣痛でしくに頭中にその痛が及ぶやうに思ふて。手足振掉搐搦をあり。頭痛眩運などもして。物音に驚やすく。さけびもすなり。恐さのくに精神の安定のねるやうなれ。子癇の發きごしなるを。決して怒視たべからず。此證と眩運昏冒と癲病と。そのたぐひにして。證候に差別あるなくあり。然るを子玄子之左

濁下を血室として。血塊は必左にあるものとし。右を受食の府といふて。飲
食及屎は右に在が故に。滞下治後は空虚になることあれバ。胎は右に偏やすし
しといふことを持論にし。娠痾を救には右の不容の邊を按し。臍連嚮門に治
するに左の不容を推按しといふこと。此著書に記載たれども。これは全く病
因を知に疎き故に。かゝる僻説をいひたるなり。予もそのはじめは此の手術に
倣ありしが。その後數試に。却て右を按よりも。左のかたを心窩へうけ推
の効あるやうにおぼゆるなり。故いかにといふに。胃の府俗にいぶくろと
稱は飲食を受容る臓にて。上口は咽につゞき。心窩のやゝ左方不容の邊
にあり。下口は左へめぐりて。下の方腸に連續たり。この胃府は。すべて飲食を消
るのちに腸に傳送く漸に屎になりて。肛門に泄出るなり。故に予玄子
の言る如く燥屎故に娠痾を發することもあるなれども。すべて胃管は。

殊感觸の甚き部なるがゆへに藏躁。姙娠眩運昏冒の類ハ產の前後に發
し。其婦の性質に由て。病證に差別あるゆゑのことにて。いづれにも胃管乃
噎息を鎮止得れバ。その患を治なり。假令バ頭痛劇きハ嘔逆惡心或
患嘔逆惡心甚けれバ頭痛もこれと同一理にして頭ハ精神の府にもあれば。
七情鬱結過度しゆゑに頭の餘響が下胃管に及し飲食停滯及燥屎下し
降ざる病が上頭部に及こともあるべく。また經脉の躁擾よりての諸症を
も發もあるべく。今手術ハおしなべてその唐突のものを按すべきのことなれども予
ハ諸症ともに左方胃管を推ことが効を得の捷疾なりと試るまで
なりしかれバあながちに古人に戾て自己が意を手張んとにもあらず。かゝる術
をもおしへて人々の練熟ならんことをねがふ。いづれなりとも可なるなれどもそれらの左
右分配之説ハ決して拘泥がられることなかるべし。姙娠おびく發れバ十が八九

ハ小産あるのときハ收生嫗も豫その用意をせねバならぬことなり。

【産前後溲閉】このことを俗家に傳へ為しめ。その急を免得させんと欲がゆゑに。病家須知に記べければ。坐婆もよく記得て人を救へしかるのちあれど。懐姙の小便通ぜざるハ。胎の膀胱莖を壓閉て。小便の不利が多けれバ。それ我治為れざるのことの術にして水腫なんどの小便が膀胱まで滲来ぬことのみハ詮なきことなし。まづ知為し。まづ胎の膀胱に迫ものも。苦悩て日数を過。その體疲たるハ。汝のごとく便器に跨ことのならぬがあり。それを仰に寝せて股をひらき。食中二指を陰中にさし入て膀光へ迫ものをおし揚けるやうにして上のかたへ提挈やうに力をいれて為べし。左手にて功なくバ。左の手にて右の手腕上を握て力を添べし。彼ハ胎の右か左へ倚側て。小便の通じ弐礙ともゐて右へ傾ものハ左側臥にし。左へ側ともゐて右側臥にし、坐婆るその後に坐て片膝をのばし。婦人の上になりし脚をその膝上へあげ股の間より手をさし入て兒胎を推て。尿道をもこのにやうにしさく小便を綿絮にてぬぐひ去し。これハてあふらの術を行ふて子宮し膀胱の位置を知るがその意を得るにもけ出で下に出る圖をよくえて、その旨趣を辨ずるの後ハいかなる時に臨ての酌用おぼゆきことなり。但し遠き法のおよく胎を提起て膀胱莖を寛鬆すとのおとふ事ハならぬものなり。近来世に専用ふところのあつてして於といふものを用て通利を取なし。この簡便なる法ハ庸医の施すの
き状をとし高して蓐上に仰に臥せ両足を開せて坐婆をその前へまはり左手の指頭にて陰門唇をひらき。右手に管梢に油をぬ

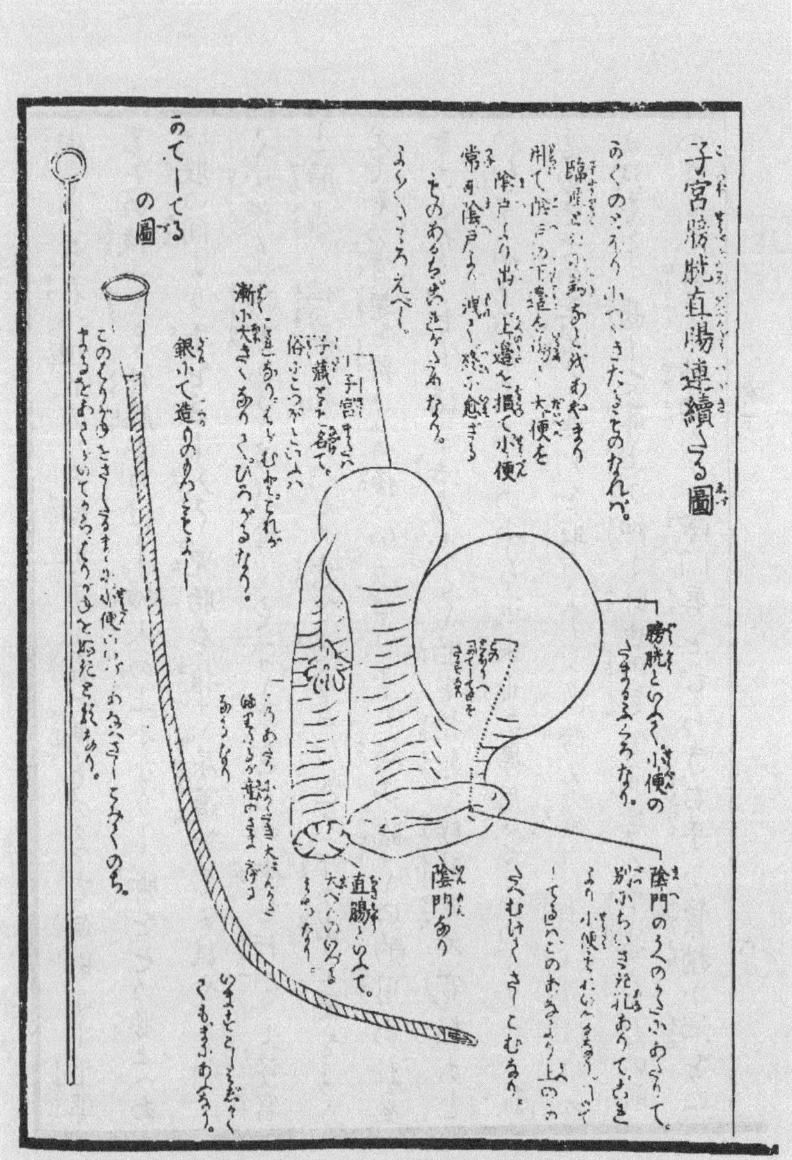

子宮膀胱直腸連續する圖
のてーてるの圖
膀胱
陰門あり
直腸

里たるを持て。尿口より横骨の後面を。上の方へ向てさしあてて後便器を前へあてがはせ。さて銀線をぬきとりて。膀胱中に留滞さる尿をことごとく輸寫べし。婦人の尿口ハ男子に比ぶれバみじかくて屈曲なれバ如意に大小術も施やすし。よくこの管を用るあとを心得れバ。胎を提挈にも及ばず。娩後の小便閉の子蔵腫と子宮の下墜より来る痾にも施て効を得べくなれバ便利なるべけれど男子の醫士に対してハ。恥厭ふ婦人が多ければ。坐婆よく記得て彼の病苦を救ふべし。

昏眩　産するやいなや。頭痛眩運甚く。或ハ鬱冒昏沈呼ども應ぜず。そのままに息絶るものあり。後世これを血運と名く。俗家にハ血がのぼりなりといふ。この證ハ産するし直にあやませて産椅に

坐しむるものに多し。産後にもものに快暢になりたるやうに慮へ
ど。分娩前にも身體諸部膨脹て血脈漲だちたるものが。兒を産
出し。胞衣も下り。血も多く瀉去て。腹中空隙になりたる軀體を起坐せ
て椅子に跪坐せしむ。鬱冒の變あるも宜ならずや。この病發して。急
に醫を招なりとも。その間にあひがたく。まして藥なとのりにくへ決しがたく
台らぬものなれバ。坐婆よく心得て救ざれバ。死るからに人を損ふこと多く
急劇症なれバ。世人のために救急の術を。病家須知に大畧記載して
示べきなれバ。收生嫗よく會得て急變の用にそなふべし。その術ハ
右乃手にて胸の下を按の法なれども。婦の左のかたへまハりゐるこの
便宜よろしくしたがひ。右乃手を婦の肩へかけ。左乃手にて按しも同意に
なり。下のかたむく〳〵と責起ものを。手乃下にたしかに知バ。婦を抱

ながら片手の拳にて推下ぐるをよし。いつまでも椅中に坐さしむべし。決して静のねむりをなせば椅たるまゝに婦の身をかゝえ出して高枕にしたる蓐乃上へ。右側臥にさせて息をまつまでして按する手術あだらつくと放者のあるらの術をはくなりにる。婦の體乃ちとしも動揺ぬやうにして。ひれ出すにもと蟲の這やうに。脚乃指さられてそろそろとおしく引ながら歩行させならねばあしく記得べし。この昏冒の因に三種あることを。この書に詳にせられたり。坐婆ありやくその陰戸に手をあてゝえる為し。脱血乃そのちぢやくその崩漏を止むるにいとの水に胸下を推さしめたりしこと。その功あれことなし。胞衣下さしめ発るのちまづ昏眩を鎮て後に胞衣を下ば為し。昏眩をさからぬうちに胞衣をぬかんとすれば。血大に下て死ぬるものあり。

ゆゑに胞衣にはのまもれバ。まづ昏眩を鎮るなり。昏冒發ときはその面まづ仰く發初より直に頭を垂ものハ。必治せず。産論にいふ。脱血ハ俛し瘀血ハ仰ぐといへる謬なり。この證あれものハ。横に臥させても。よく熟睡もれまで。に按て居らるれむ。安心をならぬものなきに病勢静なるときハ。輕按して。力の出るやうにすべし。太氐右側臥て暫時のあひだ按て居もんバ。十が八九ハ復本ものなり。もし寒戰咬牙痙をのこるものなるときハ。心下を按ながら。旁人にいひつけて。手巾をたくみて熱湯に浸し。しぼりて頭項と兩肩を熨べし。かくすれバ速に功あるものなり。まれには水を用ることもあり。熱醋を鼻に噴射て効あれもあり。臨機に應變あるべきなり。

痓病　痓病ハ小産後に多くあるものにして。ちやく浴などして。慎あ

しきより發る痙にて。本産にはまゝあれど稀なることなりて迯救
ふ術も病家あるひハ草に載べからざれバ。洗嘔をよく會得を要し。發と
きたら。今まで坐したるものがおぼえずにハかくと起て。傍人も大に驚騒
なしあり。その漸ち頭項強或ハ聴などをするる氣味ありて。やゝのち胸
脇諸部に牽急をおぼえ。不どなくその痙になるがごとし病發ておう
ざるやうになりしたるときハ。そのおりにこのごとく乃脚にて病婦の足跗を扱
まへのごとく乃膝にて後よりその脚をおさへ。隻手にて胸下を按隻
手ハ項へのけるく。むりにうしろへ身を添くぞそのまゝくらして遂からせる。
引仆さし。病勢やゝ鎮りたらバ。頸より膝へ帯やうのものにてしばりを
このせ。熱湯とをこのに喫さする。溫泡薬やうのものを用て。両脚を
塩湯乃熱きものにて熨あてゝめ。被襖数枚をのせかぐして汗を

巻下　九

するべし。その内に醫を招き薬を與るなり。これ一應のあしらひにて。この病を治するには醫者も大小手段のあるところなれども。たゞ手ばやく汗を發し速に下すとの差別を心得るばかりにて處置さへよろしければ死ぬべき病にあらず。その下すべき症少くも。よく溫暖にて肌表の冷ぬやうにせねばならぬなり。もし痙を治に坐婆の力かひなくば健夫に數人爲しむるがよし。

崩漏 血のそのおりするとそのまゝにむなしくなるものあることなく。救べき術も病家こゝろえ草に載べけれども甚捷疾にせねばならぬ事なれバ坐婆の心にてとめよくその急難を免しむるやうにすべし。心ある醫師を招くとも其間にも死生のわかれておそろしき症なり。この症殊に冷水を頬に吹せて大に効を得るものなれども傍人首青せざれバ用るところの煎剤を器に容て水中に冷し用さすれバよしかれども此の症に香竄品と辛辣味の物を先づ禁ずべきなり。これを救ふ術ハ陰門の閉あふて漏血の止やうにするが主意なるべし。それはさへてゐるうちハこの母子ともにあやうき事なり。或ハ右側臥させて右の脚を伸し左脚を屈て前に引よせて、それより坐婆へその前に在ものが右の脚にて婦の両膝相交るところを按はげて微も縫もの両手にて、その臀端の肉を會陰のかたへむけて推つけてよし。まさる後より隻手にて下になりたる膝を上へひきあげながら臀肉を按てもよし。その時にハ左右に拘らず上になりたる脚を伸し、下になりたる脚の膝頭に手をつけ、屈撓ならず。戻ほどくるやうにするなり。この症産椅中にあるときのこと、速に引出さしめて術を施

しかるに尤陰戸にある綿絮をあてゝおさへおけば速に産椅を出し
側臥させおけばなり。胞衣下らずして崩漏發すとのべ上巻に記する所なれ
るゆゑしその胞衣を曳出し此時に陰中にとゞむることを能せずして撫に
壓綿を用いて陰中に錮ぐ法のごとくにもすべし。よくよく木綿を用ざれを
のこりしその小片を陰中に遺して後の害となることあれを畏ておそれり。この
證尤危き患にして手まはしおしければ救がたきゆゑに。その用意ある
べきことなり昏冒。瘈病。崩漏の三症をいづれも急卒に發して中々軽
視すべからぬ患にしていたはり隣家の醫者なりとも間にあはぬかぎり
卒暴のことなれば居あはせたる坐婆の會心ありて人を救ことあら
んは是自己もおもはぬ陰徳になることなれば故に俗家のために記
すところの病家須知をよく求て之を讀み。この編と参考して其の術意

を會得せしめんとするの故に。その重複を省くなり。ここより以下も難産を分免る術に。古今未曽有の秘訣をのべて。萬民乃助となし。粗野微忠を致ものなり。世の浮浅輩の妄にその術をうり。虚名を釣類と。日を同くして看ることなかれ。

兒の頭を露して産のならざるものを救ふ術をしめさ

難産のうちに。尤困苦のきはまれるものは。兒の頭を陰中に出して。また探るにてその髪のところより小指頭にあたりて。陰肉固閉く。その周圍に小指を容るところあれどもわづかにして。わづかに小指を容ることを得といへども。口鼻を探得こと能はず。出るところの髪も。いづれの部あるや知がたく。これ是遅廻うちに。母の勢力も漸く努力こともならず。その兒の死するや否も。しるべきことなくして坐墮のてだてにさとりおよばねば。病家もこの時にあたりて産科醫を招けば。こゝにて死胎ありとのまゝおのづから母もろともに危險ん。出すべしといひて。鐮小鈎など用ひて曳出さす。その鈎をば。このごとく懐にかくして持きたるを。先食中二指を陰戸の下邊より。胎にそへてさし入鈎をその指間をさしくらべて。兒の頭骨にかけ。力に随せてひき出す。この術ありといへども。外に死胎の候なければ。一診直に死胎とさだむれのちは疑べきことなるを。産家舅の沸るゝおそれ躁擾のしきりにて。さざ闇の夜をたどるが如く。母の命いかであらんと。たゞひたぶらふをまなこに兒をいのちなりゆくとも。是非なきことなり。一刻をもはやく母を助て給はれと。醫に請の外あることなし。この時この鈎を用る醫師。母の命の續までとおもひて止ことを得ず。手を下し

とかくの鈎ならバあるいハいのちに慚愧することもあらねど多くハ彼兵法大疵のもとゝいへる俗諺にいふがごとき輩の名利を貪るところよ思ひ付し行ふ術なれバ予ハ専門にあらねどものゝこれを視に忍んず。爾言へバその頭にいりふさがる手を下し損傷あることなく分免ならしめやすきこと一の術あり。乃天地自然の道に従ひて發明し得たる術なり望らくハ其意を會得せんことを。卒なるといへる坐婆たりともよくまなびことあらバ僻境にゆく。然るときハ坐婆もなく招ける産科醫もあらざるときさきに俗家なりとも。やゝ果断あるものならバ分免ならしむべし。いかゝる難産なりとも。あるいハいのちに鈎を用ひ或ハ頭顱を破り腦髓をぬき出れバこそ及ばずして。たらくし挽出さるゝ妙術なれバ廣く世に天下に傳て。母子の横夭を救んとおもふ心の止ざれバ遂にある

その蘊奥を洩さず記して世に告んとすれども。その微妙の事件にいたり
ては下条におゐて詳に説盡し。爰には先あらましを出すべ
き手術を示すなり。その法はまづ蓐子をしきて被襖數枚をこの
ごとく枕のごとく高くしたる臥床をまうけ。枕はその蓐の中ほ
どにおきて腰をそのうへにおとしてさし出るやうにして。蓐の下端にあら
しめ蓐の左右よりありあふ衣巾の類をこのひあてゝ。婦の體のうごきあ
しを動搖ぬやうにし。その股をひらきさせて仰に臥しめ。半婆はそのむ
かうへ坐り。両膝をのべし脛にて婦の股をうけ。前後左右ゆるぎ
なきやうにして。衣被を四脚相交する上より覆て旁人にみせし
めず術を施すべし。さて半婆の右の大指に食指をそへて頭
皮を両方よりおしあけ。ふるゝ所をうけて。大指食指にておさへ

小きなるをたゞしくば肥たるものゝ臀肉を力あるのせに流るゝやうにしく
そのまゝむかふへ送て。左の手をそのうへより添て力をたもけ。右へ左へおち
らぬやうに振揺し。頭顱のたしかにゆるみたれをみて。それより漸くにぬ
き出すとなり。頭已に出たるときは両肩へ手をかけ。上邊へむかひくひ出ぬ
くあること袖にいれるが如し。かくのごとくにしても頭皮ばかり裂傷するのはじめも
ある婦人あれども必裂るものにあらず。そのいそぎて頭頂ちかき宍部をみてちかく皮
あれば。そのうへ髪ありて皮を摘に便ならば。手足腹背の皮のおもてには
なからば嬰児出て後その皮たるあとの瘤のやうに腫あがることあれども。
針を以て横に刺し水を浮べし。速にいゆるものなり。これ頭顱ばかり出
て産のなるものを救べき一應の術なり。もしまた遂に出ざるものは
児頭をむかふへおし送。その脚を探べし。その説は後條においてしる

巻下　十三

くはくさん。其他筆端の及ばざるところあるも、識者よくあきらかに察せ
べし。かく頭顱の疾く出ざるなれバ、その面を伏て頂を下邊へむけて
全く臍帶の纏はり居しものなり。ゆゑに其の陰處の下邊より差し入
くゞりかけたる鈎痕が頭頂にあるものゆゑなり。この類を胎漏に
あやまり、努力をいそぐに由ものの多く、坐婆の心得よけれバあやまりに
いたらねさきに救得産をなさんとて、その揣き心より時いたらぬ
に半産したるに小活たるを死たりといひて、鈎を用る罪過を緊に料し
むるにいたれるあり。その初もとあやまり誰が為たるあしきぞ。それ恐きことと
ゆるべからざるや。

逆產をとりあぐる術をしめす

臍帶がその頭さき上にして、まず脚を陰戸に出すゆゑに、これを探て

その蹠を得るものなり。そのはじめより逆に産るゝものとおもへども子があやまり
ふにおよび翻轉して胞衣を脱出るときに母腹の前部に空隙を得て
の脚を臍帯に隠しむるものが懐孕のときにあまりて頭を母の腹
背のうへにかし臂を背のうしろにまはしたるがそのまゝその脚を出すもののあるを知べ
のらば。坐婆をしてこれは足跗を探得て指頭をもてこれを送入て節の如
く高概に仰しめて衣被をおほひて陰所を傍人に見せしめたぬ
やうにして事を行ふときは臂あしをおしかへさしめて隻手の食中二指
を容さしめ出すところは足の大指を拘て其の左右をたしかめ
知てその足を挟持て。膝の下よりひき出しておくことなり
隻手にてちなみのち尊隻手を陰處の下邊より送入て脚の内側
に添て。児の陰處に及し。其足に從ていつ隻脚を探得てそろくと

巻下　十四

児出さんとし両脚全くそ終つて。その脛の間に食指をさし入て全手
にかゝり指持て股まで児出し両股を布にてまき滑脱ざるやう
にして左手をのけ右の手にて臍をもち両手一齊に力を用て急に陰門
上邊にむけてひいて。疾速に挽ときは斷急し。陰門および児體を傷んのことく、
猶豫するときはなをこのゆゑ前にもいふ如く下邊の皮を脆薄して破裂
やすく下邊にて。横骨ありて皮あつく剛きゆゑ破裂なをなし。この
上邊にむけてひいてゆゑ挽ぬくときのちに横骨に腮をのけぬやうに横
骨に沿て回轉し支障なからしめんのためなり。もしゆゑ下邊に
むくのひろく児を死に仰へのもて腮を横骨にのけ伏をのめて項をのけ
て礙住らゆゑ伏なし。悩とおゆゑところの意趣をよく會得べし。
横骨に沿て児體を回轉なくから挽ぬくとも死あるときこしを支障

ものなく。破傷の患あるおそれなし。まさあゝに用心なせば初の一脚を拽出すおそれなし。膝を過ぎれば。のこれ一脚は必横になりて。姑となるゆゑに必ずしもかの隻脚を膝より超て拽出すおそれなくの隻脚を得てのち。もとし曳出し。今一ツその隻脚を求むれども探あたらぬものぞ乃脚屈曲て腹乃ところに沿て在が多ければそこにあるところをとちふべし。おんな心得て先拽出して。脚の踵に掌をつけて。もとして推て兒體をむかへ送入やうにすれば。子宮口に空隙のところを得る。そのところに隻手の二指を用て。出たる脚乃股に沿て。のこる脚の股に及し脚尖に摩いるりて。おさへて捉得るなり。もとしその脚尖にいたるおそれ難くいのふしくを得べからざるものなり。されば出したる一脚を坐婆乃腰とともに按て出して股に及し。中指頭をのこる股と腹との間に

さし入て餘脚乃股に鈎かけて引出しくるをよし。あやまる時のうれへは
にしてこのあやまりは瘖生を收に隙あれは死にいたる。その臍帯を扼壓あるひはさうし
く血乃運輸を閉るゆゑに兒を害にいたれは死ぬるまでにいたらしむるを その
兒娩出て元氣衰憊聲音稀微なるの呼吸のかよひをたえしめはおのつからにて。
やかてく死ぬるか。左なくも病を得て終ひにたる生育のたきにいたるか
ゆゑに疾速に產せるあとなきしかれとも。されはその両脚を得て挽出さると
きに胸脇をしくる髀樞骨の母乃横骨に阻留されて出さるものあ
その兒體をむかふへ一かたむくあそ。そのもちゐるにてもこし轉戻な
かうら力をいれて曳ぬくかし。もし両臂の礙て出さる時はこれを
持たれは兒體をこれに坐婆乃腰をいれ線なからか兒乃肩髆を斜に
曳のけて。虎髆をわらかし中指をさし容て隻臂を指にて撥出

し。今一臂を出すに及ば。そのまゝ正中にして法の如く上邊にむかひて曳出す爲し。その隻臂を頭に添て出さしめんとおもへば。然ども左にあらば。一臂を中にのこして撥ずべし。兒の顋顬に添て頭を滑脱て。腮を横骨に礙らるゝの患をまぬかる。產門を出るに却て便宜を得るなり。もし兒は胸膛を下にして項の横骨につかへものあらば食中二指にて兒の項を按ながらぬかるべし。耳を探得ざるものは耳に指を容て鈎出す爲し。下邊より指を容て兒の口へこのけてとる事もあり。いづれも時の宜に從爲し。逆生の脚を挺ばゆゑ驚駭べからざるが如くなれども。軍を行ふがごとく速にして臍帶を壓過なしとなれば。頭より產出ものゝ艱難よりも大に易きことあるも。後條に述るところを覽て明むべし。然を逆生の胎まゝしをもて鈎に

さし曳出したる産科醫あり。かく類あれども。賀川家にてハこと絶てせぬ
ことにて。大なる過庵漏乃所爲といふべきことなり。

坐産とうまきを産ん術をしめハ

探て臀尻もしくハ前後隱を出すなり。まくらハ腰髎骨乃あたり
を得るものあり。逆産の兒體を兩に折て脚を胸におき努挣に隨ひ
て尻を陰中に見るものなれハ。困難の多かりなるものなれバこれを
この乃頭顱を陰戸に挾まして滿ちかぬるものよりも大に易かれとも
いふ爲し。是を牽出す法ハ。先その婦によくいひきかせて。努挣せぬ
やうにしつて横に臥しめ。その後より坐婆の一膝を股乃間にさし入て
婦の上になりし脚をのせ。脚乃先を人に提させて婦の股乃間を
よく開せて。その陰戸乃下邊より坐婆の食中二指をならべ容

て上になりし兒脚に拘てうち伸出しまゝ臥の座らせて図の如く
ひとりの脚を拘出し。それより仰に伸のして両脚ともに拽出ださし
逆産を出すが如し。侍婦を横に臥しめたる前へまはりてその脚を坐婆
の肩へのせて。兒胎を拽出さんとするに。尻臀已に産門におよぶとき
のる。兒股の腹に添たるをひざ〳〵右より左へ左より右へ中指頭をさし入て。
その手を相接鈎にして曳出さ。尻臀いよ〳〵下り来り旁より
股縫の曲折にいるものなり。その両股の外廉より左右の中指頭を挟
て鈎にして曳出をなりあしを出たる尻をむかふへ推て陰戸
中に手をさし入て。脚を探て曳出を術あり。あるいは指を鈎にもして
なとの記すも猶及ざればあるなり。下條にいはりて、おのづから瞭解
あることあるなり坐産にする。活胎多くは逆生にあらざるなるべ

必ず鈎にかけ醫者に殺さるゝやうにて坐婆よく心得て救べきことぞ。

横産を救ふ術をしめす

探る手を得るものあり。兒胎の横になりたるなれども。頭のところをもとむ
るも難ければ、たゞ探得たることを。なるべく頭を下にして順産のごとく産
せしむべきなり。故にて是が分娩もなれにもたゞ必その脚をとらへ出しめて逆
に曳出ればあしく前の逆産の法になるべし。この故にたゞひとへに回生
鈎を用たるものなれども死胎のまゝにある産あるにあらざればそのまゝ
就佐付ればに出をあたはず。謬得ざればならぬあたはざるなり。中条に纖悉に説
明をきけ。その法もし出たる臂の左右をよく辨別して後にて是に沿て
腋下へ手中二指をさし入れて推てむかふへ入れて後にその出るところの脚
をこゝろむるなり。あるひは臂を推すことを入りて死ものあり。その婦が滿

伏にさせて股をひらかせ坐婆その後へまはりて出したる手を推容る
ことなれば入ざるものなり。後高枕に仰に臥せて児の出るところの手右ならば
了要知ずて坐婆乃左手にて陰中より児の腋下へつけて推容右手にて臍上
より胎を按て正位にかへして後脚をとりめて曳出をなり。蒲伏なさし
むればそのまゝ児胎の重力によりて臂を推容る小腹中の餘隙を得るため
なり。仰に臥して陰中より胎児の腋下を推しれ小腹上よりも手伝この
けざるべし正中に到しむるなるべし。そのうへ努力あるときに手伝下
てゝ労しつゝ功なきときは婦にかへって誠なれるけ努掙せ然ることにも
為し出したる臂の色の白青く肥たしふゆはやうにてもなるにかゝれく
活胎なるあかり知れるものなり。死するれば胎の臂も血の運行なきゆゑ
為に痩のしけて又半ばかりなり。その他死胎の候を初にくはしく

說示をよくなしにつきて心に認てかんがへ置し。臂を出して日數を歴
黒液したりて肛門にのぼる乃痛ありて腹石のやうに堅なり。出しある
手を痿攣なしこれに死胎なりと知べきで。推て容ぶりてゆくのにきと雖とも
力に及ざるものあり。止ことを得ず切て出すをおもてとす刃を用て切
斷たるもの骨尖が陰戸にさゝりて痛堪がたきものあり。母命に恙なき
きものも產後に惱あるなり。然れども死にいで出たる臂を肩際へ抽出
し肩の骨と相交る骨關にて捏て切べし。然ども死たる骨尖にて陰肉
を刺螫の患なし。ある婦死たりけるがかくれあやまちせぬものなきにしもを
また心得居べからねことゆゑにあらかじめ記おく。死たれのまゝにある婦なる
死胎にさかさに脚をさきへ出して其死にありてその胎を傷破ことなく
分娩るものと心得て下條に述るところを讀得て後に明に知べし死たる

也横産乃手を出すことなく、ふかく採さし背を得さるものなり、
或ハ出るとあしと小定まらず。これをも逆生の中に心得て産をなし。
その他難産の預期しがたきハ、この外なるものあらんを慮かりて。知るべき
きなりあまたあるを障礙なく頭面を出し産出るところなら
ぬものなく或ハ逆なれ或ハ横なるもの或ハ両に折て尻を見る類ごと
とく脚より出るを小勝ことあし。その脚を採小るて全手を容れ小
あらざれバ能ざることも技の変に応ずれバ妙術にして千古不易いま
だ発明せざることなれバ秘して己が有となし術を術名などとむ
る輩あるべからず。この予が如くハ説明なし其技のうへ胎産一科を為し機
警にあれバ婦人の坐婆も為得べきものあるを丈夫さらんものにて
ごとく専門なりとして誇のならんを愧のみしく聴もそのしれ

こゝにかなたことおおもむ偶人と生れ醫業なんどに幸運を經過もいのく
なるに倭しく帶下醫なんどと稱せんに好しきことにあらざれば然るに
あるとても卞和翁世に出しより我の奇構無比産科の一術にて大凡漢
土西夷に冠たるのみに優れたりしかるにその賜廣大なるを知らず豈
慮んや同生の鈎婆に殘忍の手にかゝりて人を害ふことの多き今
の世のおろへ奇術を發しても翁もまた預知る處にあらず功あ
るべき書從ふが自然の理なり是もこれを懼るゝゆゑに鈎にかゝる
き秘訣を洩しかく世の助に爲んとすれども世の穩婆が代事
實に驗るに仁愛の念を先にしかく慎で術を行ならば是忍心なる
あるべからずよくはさ人を損ふあるなしといふべからず抑も罪を予
に譲ることあるのみ

児胎を翻轉し産しむる術をしめす

初に述るが如く破漿自然に逆て子宮口大にひらきたれども四指を容る程已に娩むとも猶候ひ。徐く児脚をとらしめて抽出べし。二指にして足ざれバ全手をもて探をよしとす。若坐婆の掌大にして肥たるも分娩の前後子宮口全く開たるの時にてこの間に速に術を施すに非ざれバ得がたきなり。惣て指をもしくハ掌を容るにも児の手あるひハ脚の出るハ陰戸の下邊より児胎に沿て陰肉に觸ることなく産婦にもあまり痛をおぼへさせることを知らさぬやうにして子宮中に在ものを探にも指を子宮と児とのあひだへ容るやうにすれバ痛もなく軟手をもてまづ程探に便よくして脚実を求にも易し。児腹に沿て脚に及し一脚を得ただちに其脚に沿て

巻下　二十

餘脚をとらむ為し。已に両脚を得ての後、おもむろに指間にはさみて捷疾抽いだすときは児胎翻轉て頭を上にし。その胸腹を母のうしろへ向しむ。これを再その出たる脚をとりもちその股に手をかけ上邊に出るものは是を以て前の逆生乃條下に述るが如し。両脚を具て出るものよしといへども遅滞の事をあやぶからんかしこのおそれあれば産論に其一邊の脚を索に随て自奮挺て出るとある法あり。従くもよし。然どもこれに拘れば巧手をのぞく。一應に施べきことなり。大ぬいで出たる脚を送この為し餘脚をとらへてむなしく併て出るといへども横産の先手を出し背を見し順産乃陣痛日をのぞきて分免なくて母子の命危險に瀕するの攣胎の娩期遅滞て苦悩をの孕癇崩漏の危急證發するもの或は児胎

倚側になりて漿水已に下り苦迫甚しく眩運し死ぬべくみゆる
ものあるひは臍帯の胎児に先だちて出るを納めんとしてこれを入るゝ
きものゝ類ハ必ず其の脚を捜索て翻転て産むるを妙とするとて乃術に
従ふものも児臂外に出て。おしくも入らざるものも其の臂をはぐる
ひ児体に沿て。脚に及しその脚を坐婆の右手にて曳左手を出た
る臂を送入るれバ児体翻転て頭を上にするに随ひ出る故臂ハ自
然と収るなり。臂を出すものゝ脚を索るにハ先その臂の左右を
認て出すところ左ならバ脚も必左を索め右ならバ脚も右をも
とむ児脚の左右を知るにハ拇指を探りてたしかに明なるべし。かく
されども心のまゝにこの術を行んとせバ其の自然にかへりて
求るも一物ありこのこと成れバ胞衣中の水液至て粘滑にし

く児胎の支障なく。陰戸を出るを得るの滋液あるによれるのゆゑ也しかのみならバ。子宮口と陰門中より洩出るところの液を得る乃質臓滑ふして児の跳脱するところの道を妨害なからしむる。賦与乃妙なるてへ発し志の然るを。産の苦遮をのぞかるる胎の位置正しからバ、分娩の期にいたりて。胎児活潑なる勢ひを得て自屈撓し身體を翻轉跳脱んことを欲るといへども子宮口向ざるところを失錯によりて支障をなす多く隙ざれゆゑに渉ひ少れハ膜皮破裂し漿水むなしく迸下たるまゝにその粘液もこと燥竭ぬるときハ子宮も已に收縮なさんとするしかつ胞衣臍帯とのにまつハれて出難く妨となれバ志かるときハたりとも子宮産戸の間もうるほいなく亢旱の地上に甘雨を待ごとくしくふたゝび水液の滋潤を以にあらざれハ産出難き乃便を得れ

ことなく艱困虚憊を致さずつひに母子ともに死ぬる者にいたる
なり。此急に臨ての一物をもちゐて救ざんとあればなるべし。これも亦
秘中の秘なり。そのいふところのものを用る法といふに、一切の物
の中に粘滑甚しきもの莫索に油にしくものなし。此れ難産にあたり
まづ洋円を陰門中より子宮に遂ぐ。おくふかくおしいれて注ぐ事一合
より二合にいたるべし。然る手を子宮中に及しむるも易く、脚をとらふるも
ほとも。坐産を抽にも頭顱を滑脱しむるにも、おほくのちからをい
れずしてよく抵るの術を施し得るの妙、是に過るものはあることなし。
なし。その油を注いるゝには、獣の膀胱を以て造る器を用。東利よし。
之に換にハ、河豚魚皮を以て造るもの、また諸の他外科の所用あるひ
小児の玩具に竹にて製るところの水銃をも依て急卒の用に供

なし。たとへ乃ちゆらぐとも、おそるゝことなく懼あるべからず。強くこれ
らの器を用ふるに及ぶ。坐婆の掌を油中に浸しまして綿をもつて漬
たるを紐へ巴ふし燃さく油を用ふるなり。出かゝる児胎を向のこゝへを
さし送納るにて右へ換ま左へ補なり。空隙をふさぐ。ぬりて洗入る。
その油がおゝくぬりて、児胎をはらへて子宮に及べしむるに至り油椰子
油なんどをも折にふれて用ゆべし。至極の難産になりても。水銹など
の類にて弾射におゐて、様に急に應じて心得て時の宜に從ふべし。
世間の牧生嫗この油をよく用ひおぼえるなば、たとへ死胎なりとも早めまく
に免身らるべし。臨産その母癇を發して死なれ、まして、その胎
を抽出せぬ、児の活なるのありはる母子とを死なりとも腹を
決て出ぬるをおよばず、活たるをのよりもその分かりて児出しるを

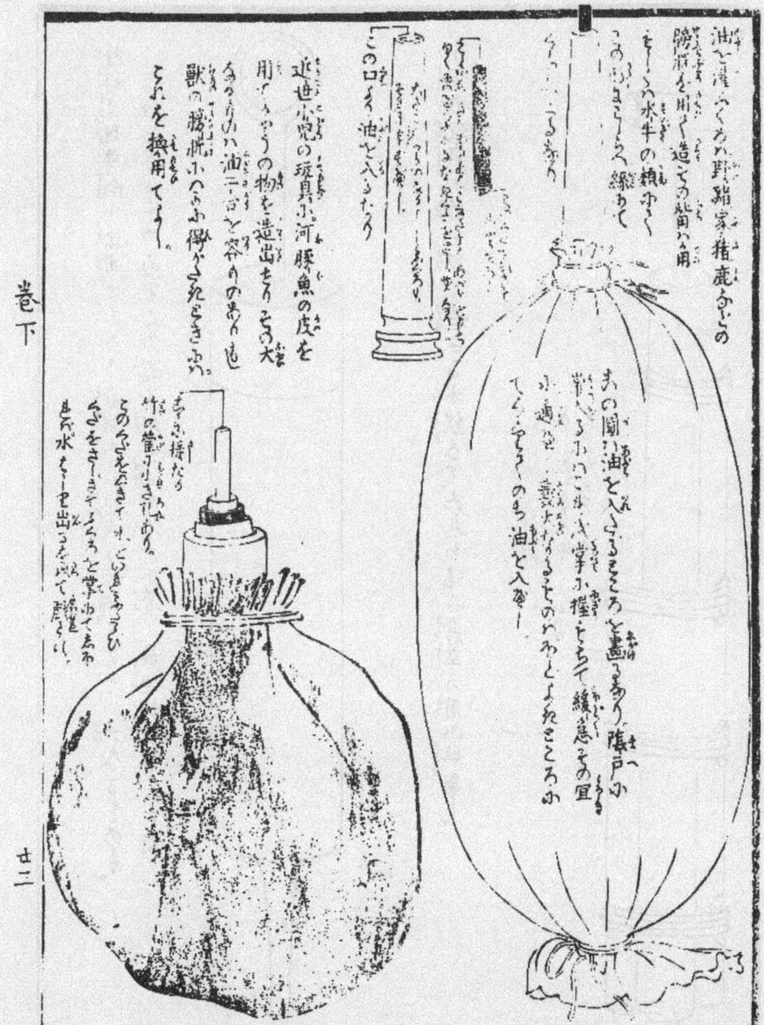
油を灌ぐふくろハ野猪家猪鹿などの
膀胱を用ひて造る
この口より油を入るなり
近世小児の玩具に河豚魚の皮を
用ひてかやうの物を造出せり
獣の膀胱
これを換用てよし。
其の圖ハ油を入るるところを畫るなり
竹の管
水
卷下
廿二

外科及懐妊婦小便用をなさゞる乃眞鍮にて製せる唧筒なりその大なるものハ二十三合を容るその余この器を以て湯を陰戸に灌ぐに最便利なりとぞ。

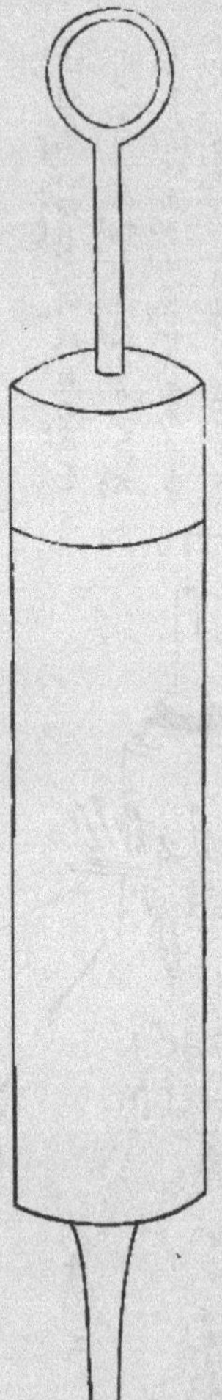

小児の玩具に竹を以て造れる水銃なれどもこれは倉卒の用に供すべし。

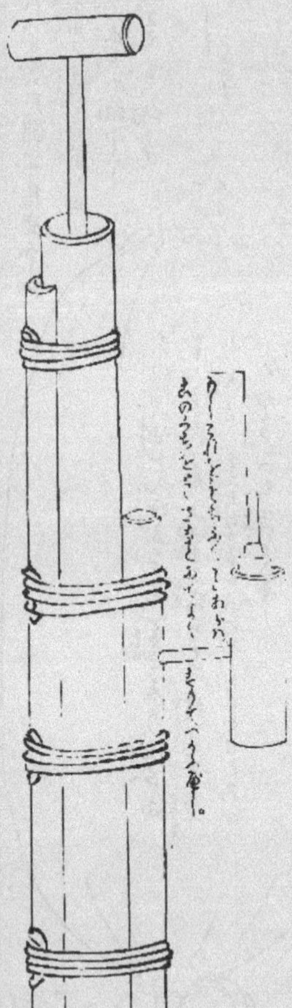

し。固急にして其の意を會得しらくかならずいかめしげに鈎を用て惦視する輩にても、これに優る者あらん。志られざる産にて婦人の死ぬるを少なく。胎児の横死を免しむべし。この人もとより天然におのづから將漿水の粘滑ある舟楫を失ひぬれば急に多く淹死するものなる義理を辨知すれば、その生命にかゝはるの難。坐婆の職業に疎漏なるも罪ふかきことをなじし心得て朝夕勉勵して一人なりとも多く救得せしめ。困苦の少からんことを庶幾ふれてとにぞありける。猶しかくもかくよく心得しめたれてもなく。予が右に述るところの術を會得したまくして陰中を探り水膜いまだ逆ざれるものをも破りなどしされば油を用るは子細もあらじ。いのちなた難産なりとも脚を拿て翻轉せば文障なく産なしなどく術とものらて妄意なること

を為所のもの且全手を子宮中に容るゝ乃若艱なること陣痛来
或はその掌を緊迫られて麻痺ことあるにより脚尖を探索
すること闇夜に路をたどるよりも難く、中急にある所なければ自然
に順くく妄に膜を衝破脚を拿て抽しなどしてそのしわざなる
ふる病ひを為ことある所のものは、たとへ児胎倚側ことあるも、破漿
努怖の勢に漿粘液ある水液に導れ免出ことあるものなり。
されば膜既に傾瀉て児體壓迫らるゝものを、翻轉さんとて
それには困苦くをもその両脚を得てれ當あれ中急に止
或は試得ども、その股に従ひ窄狭うちにも。揹頭に捜ての脚を得
く解さけなどもれの為にてれことをあるなれば、必く妄ある
こと試為く、母子乃苦痛を益べからず。まして惣て。脚と面と相對

しいさてうらじ同料せ、なうに推ひらざれば肝要なり。さる児頭已に
子宮に臨み。手を入るに艱渋甚きものあり。此の児頭を一側に排遣し。児
の腋下に沿て。脚を索にあらざれば。得がたきものありて容易ならぬお
となり。はさのかしらも。脚を得がたき時に。その婦を蒲に浣せしめ。臥褥
を高くし層て両臂を靠らせ膝頭を地に據。股をひろげ。背を傴くして蒲
伏になさしめ。産婆もその後へまわりて手を陰戸の下邊に送て探こ
きにる。児胎へ母乃背を離れ。上よりハ壓をのなく。脚を索ることの為や
もし。己に脚を索て後る。法の如く之を陰戸へ抽しり再び臥しめ
て。あらハ上邊に向て胸ことあり。かくするハ人これの術ハ妥に施る
きことにあらず。必ず熟練たけて。仰に臥るまゝに股よりて衣被ぶお
ゆひ。隠處を人にみせしめん。掌を入るゝとき油を灌ぎ皆その婦に

巻下

五五

にを知せぬやうにもすべし。旁人を驚怪さすることなく穏便に事をおさん
まぬべし。たゞ術の機變を知しめんがためにおゝにその一端を記すのみ
也。さて何事も虚怨に心得てたゞ人鉤を用ることなくあたら人命
に關係。世間の害となることあり。天の譴遣のがさゞるべし。坐婆よ
くその旨を會得して。施行あるべきものぞありける。

孿胎をとりあぐる術をしめん

孿胎を。一順一逆のものとするに。一應の意料にて。整て。胞衣は子宮
上底にありて。胎もそれにつむこのひて。頭を下にし。彎弓の状になりり。
産るものは筋斗して。頭にて膜を破り。産門に臨むは天理の自然に
て。かくのごときものゝ如く。逆に脚を挺きたるものは。この翻轉のなきがゆゑに
前のへの所に空隙を得ざるがゆゑに。脚を先伸して。下に臨むのみ

胎の位置の正しからざることあるにより。下になる為に頭顱
く。脚を下にしたる者の外に出ざるものもおさまりたり。孕胎に順
逆のことの多きことを。譬へばかくのごとく。産児産しおはりて。腹中空隙
を得るゆゑに。のこりたる児脚を下に臨しむるが多くして後に出
るもの。に逆産多し。ゆゑに双順なる産を正しくなし。その他を変じと記
くよし。胎位を論じたるに。両胎相並ぶことのしたるへ然ば尚重なる
といふも謬ならん。然れども任脈窪て溝道を成を孕胎の倒と
これも。確したる證據に為ものにてはいつも月のさなりたら
ず。ただこの外にも知ることある為し。偏に胎動あるところに
いよりて。児ありば。その周圍左右をさはに動を覺む。行に志くの
らざるものにて。孕胎と心得為しながらいよいよ人あるもしたしこれまで

巻下　廿六

確證とすべし。ただ七八月以上にいたりて、その腹多く大になりさるなり。両手を背後より腹上へはわし、相會んとも離るゝにどつしりと持ちて大あるものを、その候と定むべし。いだきたるに孕生を預察知ることは、おのれごくの私斷にて、人に傳へたしこの證據なきせよしめひがえことおほく多く。ゆゑに攣子をとりちがへあり、このむべし。おのれが心に認めたることあるにあらねば、先ず攣胎なることをいまだ知らず。一兒先出して後にその胞衣を探索るとすれにあらず。別に水膜あるこの。兒の頭面手脚を得ていふのみぜんじあらくその實をいふべきにもなく、ただぬの一兒破漿のしるしに。直に攣胎なる察しといふを實ちあて揣量なり。ただ一兒已に産出て陣痛再来ることも以前の如くなるしるしにて。攣胎なることを残たしこのに知るこゝにまた新に著しハ世の人に示す編に孕胎の圖を載ざれどもみな臆想杜撰あるもの多し。差謬をまぬかれざることハ懼るべきなり。孕胎の前に向ものをおほくいふより破て漿を泄せず。その勢を挫て後にあるものゝ為つくことに進み來て困苦をまぬかるゝものなり。そのくにてることより破漿を促るもの多くハ害あることなく、なかるべけれど自然に決をまちさるのことし。一兒已に出て後ふたゝび一兒あることを知らバ、其ゆへ腹上より按排て正中にむかはしむべし。然るを自然に破漿なく分娩この多し。雙生産あり。同一に持て水破て後に按て探得るハ相續あることを尽らせ出ん世兒に出んとするを勢あるものを上らし側臥にして。手を下達よりいれて脚を索て抽ひ後仰に臥しむ。あとに残る胎を正中に排て、ほときものを脚をとらへて抽べし。逆生のごとくの事いと深くもあらねど坐産をなしぬにはよろしく。指と鈎にして股より抽出す術もあれども。掌を容らるべくは。脚を索て抽をとるべし。まゝ双児娩して後隻児の水膜いまだ破ざるは。然ならく休ませて。その娩期いたるを待ちなさるべし。されども孿胎一胞衣にて。中間に隔膜あれば多くれば。あまり遅引ゆるねては急時の気くるしひにて胎を正中へ推容るべしのちに。指にて清めやぶり。陣痛のいたるをまちて。翻轉し脚より抽したるをよしとせるむねあり。されど孿子をば挙てとんてんざる捷速にせらるべし。害あることゆゑに。前條のごとくいふごとく。先に出る児の臍帯を紮断ても胞衣を決して出さるとあるをよくしよくよふたつ胞衣ひとつより児の臍帯両條生出て。両児をつむゆゑに。妥に胞衣を抽しでのちをはさてたゆみなり。孿胎一の胞衣なめるもち。尋常より大なるものなれバ。両児已に出て後も。必遅緩することなく。
速に出ることなし。されバ一順一逆のものとハいへ孪胎双逆生のものにて
の脚をなしこの弁ずべし。誤認ることあるべからず。一順一逆のものといへども。一
つの手一つの脚をあらはしてあるへ。横産と誤認ることあるものなれバよく心
得べし。その通り出るところの手を縣ねて紮て記となし。脚のさ
を拽て挑むるときハ出るところ一児の手脚あらバ出る手
ちぎの脚を曳に随て陰中にひき入べし。まさ一児を娩せしめて後に一
その記に紮たる絲のあるなしにより傷に出たる手をもつて児の一
後る児の手なるやうを察べし。てあさきところハ脚を索て鉗搏し出れ
めるを児胎の手の小指に治て。脚の小指に及ざれバ左右をまやまる
ことなくの者べし。てまたらのことなし。よく心契目識錬磨の功を

はやくへつおのづから抜の妙にをとゆるべし。

産後に坐婆の心得べき事あらはしとしるさん

産後残血泄るゝもの少く。臍の上下攣急硬満そのゝ六七日を歴たれなくも。痛を忍しめらく。それ指頭にてそろそろしづくのによく〱揑捺やはらげば蓄血ほぐれて下るものあり。

悪露已に下尽たりといへども。我その臍下猶堅實なるものは。子宮の腫れいまだ解ざるものあり。悪露の多少をかんがへならひ。醫師におゐていのしんをとり。蓄血ならばと切に知らるべし。破血剤なぞまでを用させぬくのよし。

ゆるく平産なりとも。七夜を過るまでも。決して浴させぬるのよし。難産は三十五十日以上そのむべし。腰湯も無用なり。暑月なまじきを厳禁なしがたし。堪ざるものは熱湯に手巾を淹し腰以下を拭て後風にあたらぬやうに畏慎して後に面部腹背手掌なども拭せしむべし。

産児臍帯退落の後臍の中を上下へむらなくみるにいまだ乾ざるものは必浴せしむることなかれ。初にいふ如く浴しむる湯の臍帯より浸入て腹痛を為し搐搦衝逆発て卒に死ぬるもの常に多くあるところなりよくよく心得させるべし。

産児肛門の竅なきものあり。はやく巧者の外科にみせて竅をあけさせるべし。缺唇も六指も生れて日数歴ぬうちに療治をうくる時はわづらひもなく治るなり。

産後初出の乳を去ずして児に喫しむれば黒屎を蕩滌せる

効ある。造化自然の至妙なることなれバ病家須知中に載を見るべし。若其
母の乳を速與んと欲バ先乳房を揉和て後手巾を熱湯に濡て乳頭を
よく拭きて乳の泄出る孔に黒色の垢塡て小點のごとくに見ゆるもの有。
あらバ取去て後再乳頭を揉そのまゝ兒に喫しむべし。乳汁漸に出るもの
なり。いつにても母の乳汁の出るを期として喫しむるを可とす。然ば始て
乳を喫しむるに他人の乳を以るハ後害最甚し。近世富貴の家乃
兒の多病横夭を致もの。十が七八ハ是に因もの多し。能悟者の為
きる嘆しきことならむや。
産後乳汁出ること少きものハ日々によく熱手の乳房を摩すべし。蓄
たまれる乳餘殘なく喫尽すやうにすべし。かくすれバ必効あるもの
なり。一日二度を喫てそのまゝ喫にくれものにあらバ乳の傳輸る

管おほどころ然。よくおもへよし。おさらのおなじも坐婆のあやう
うらねあしなくがら。人乃くちにかゝることあるべからずに志つるして示にあ
世俗間に傳る乳の藥乳の餌食といふものも。一切皆効なきものなれば
心下支結にはその支結をひらき。蓄血あるものは其蓄血を下し其他いろ〳〵のあ
る病も乳の出ざるその因となる病を治すれば乳は自然と出るものなり。
産児色青白呼吸微にして声を發することならぬものを救ふこと
は病家須知に記載あれば生嘔もよく心得て。おなじく救ふべし。
又あるく虚弱なる児にてもそのたゞめ冷水にて洗ふることよきもの
なり。世間に湯浴をさせねども。瘡瘍のおそしといへども一の書に
もみえざれど。道理にもあらざれば全く輓近の俗人のあしき意料にて
出たるあやまりゆゑよるべからぬことゝ心得べし。もとべく　以上

の數件。自己乃預ざるものなれども一つのうちを傳授て世乃裨益ともなる事なれど。かゝれ清平乃聖時ふ生あひて。おのく其の職業ふ世をわたられ。報恩のことをわするひかなんてかれねがふ老婆心より。その拙劣をこの事りみず。おのが心手ふ試得たることごとをとりその次序もなく記して。諸ひふれての上下の巻となしぬるなり。あるひはかの一の術を術とするぞならひそ。

難産をとりあつかふに坐婆と婦人としうひあひたるのさち

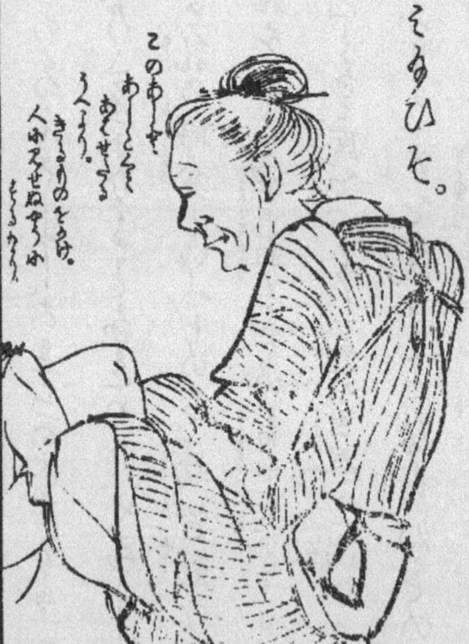

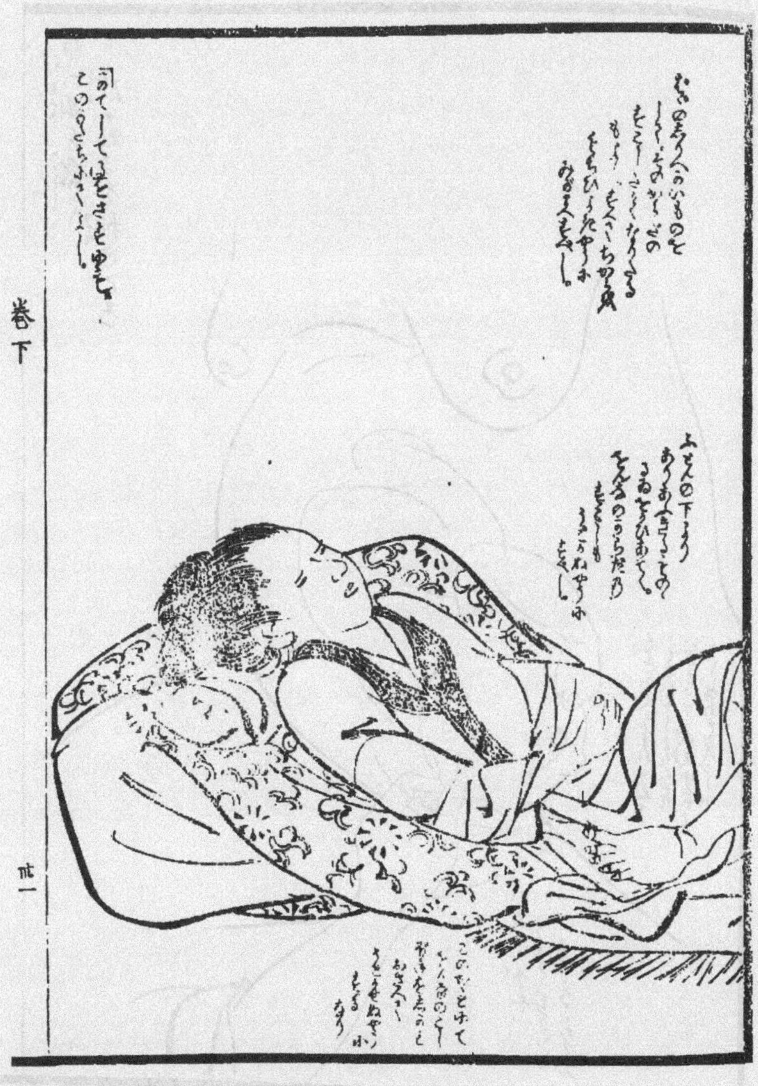
巻下
卅一

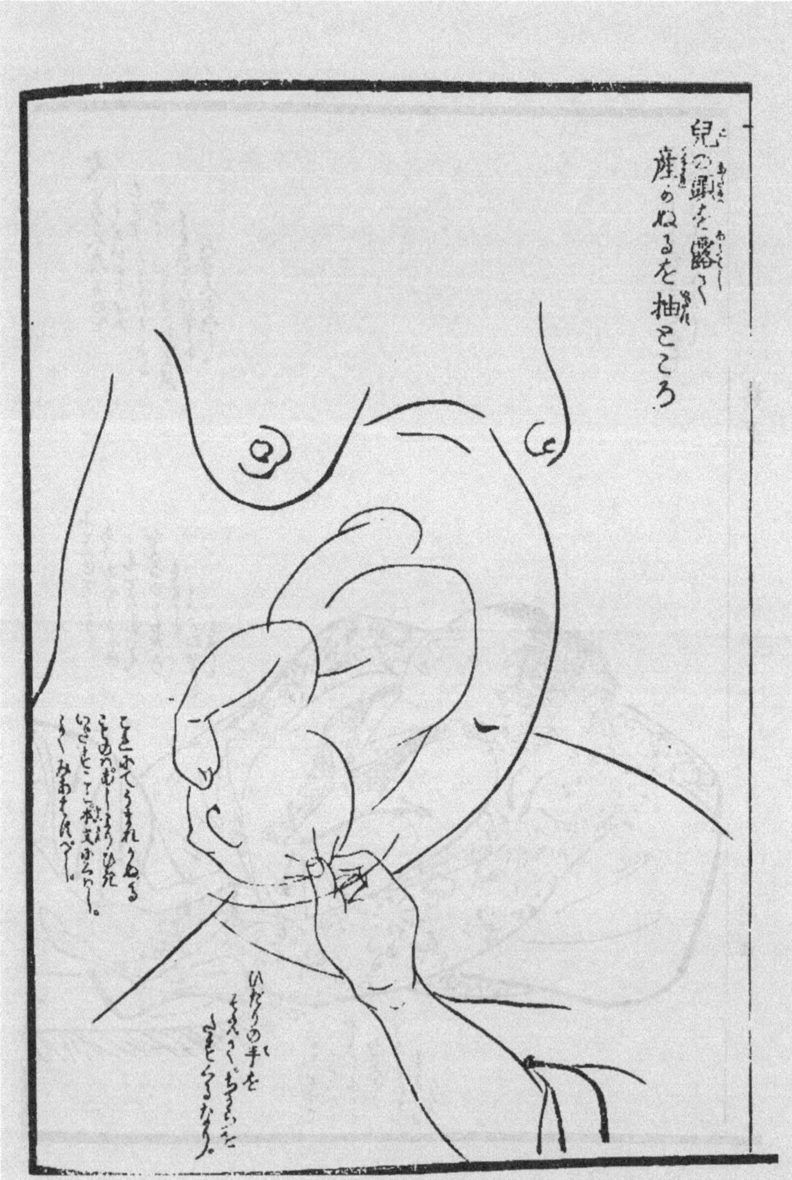
兒の頭を露し
産のねるを抽ところ

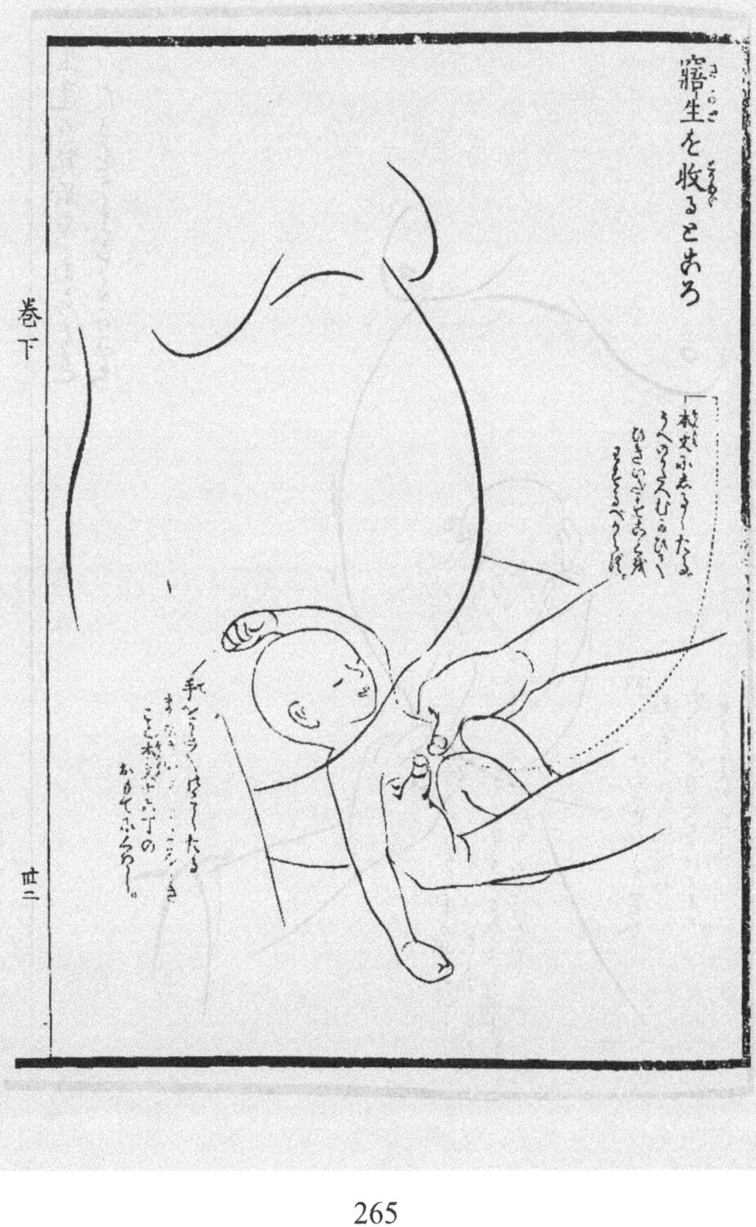
寤生を收るとあろ
巻下
廿二

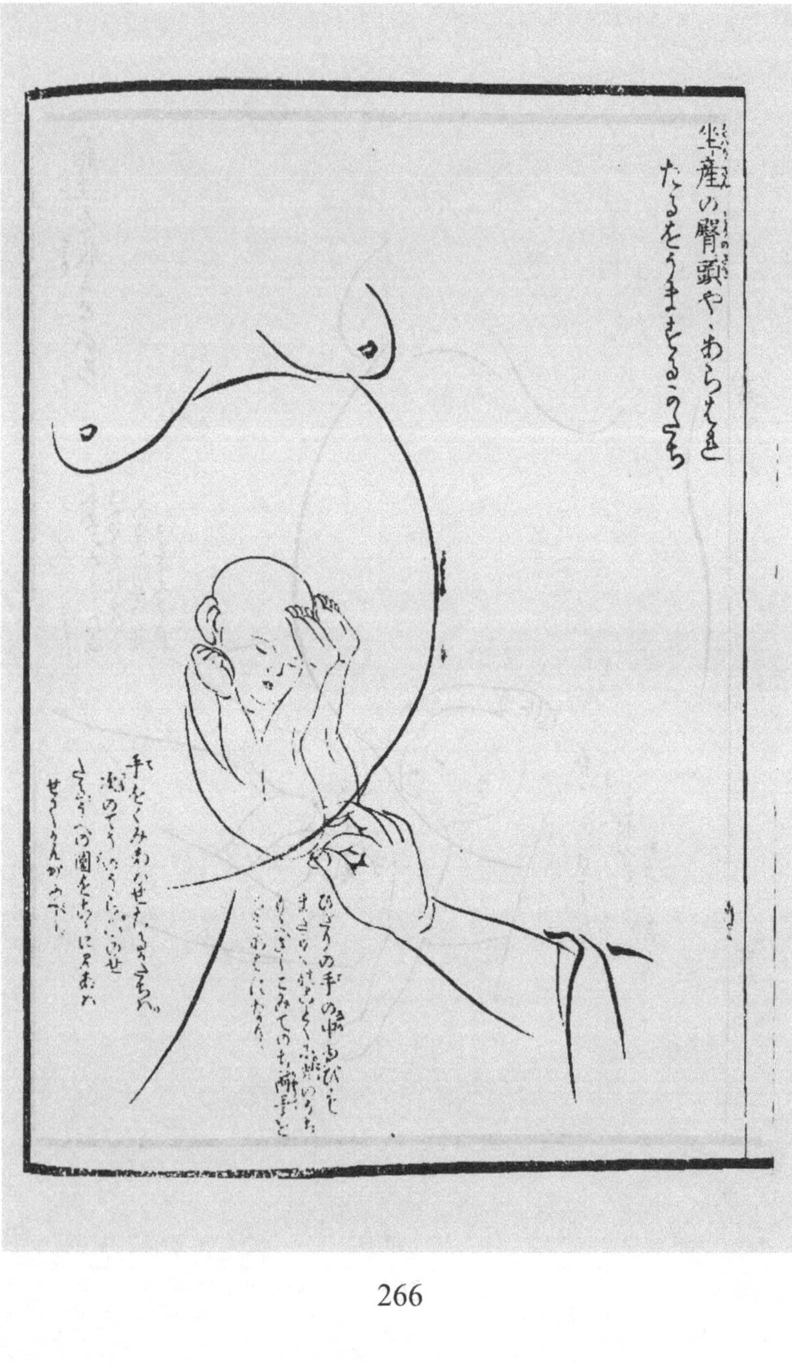
坐産の臀頭や、

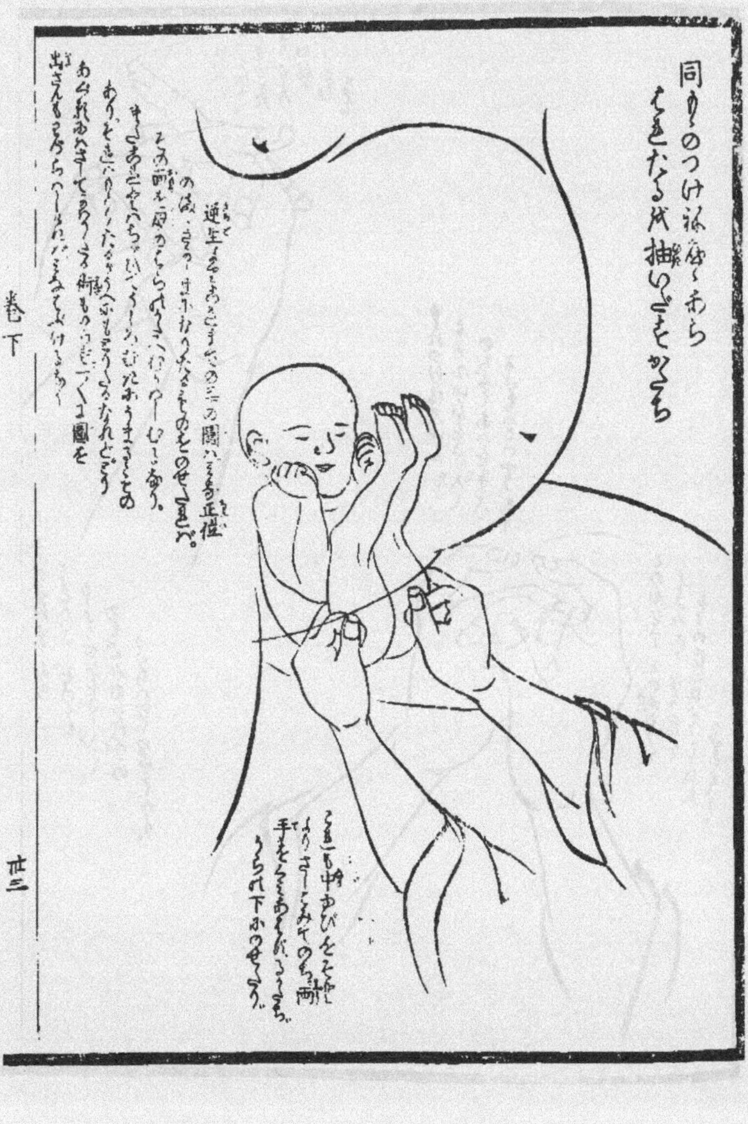
巻下
廿三

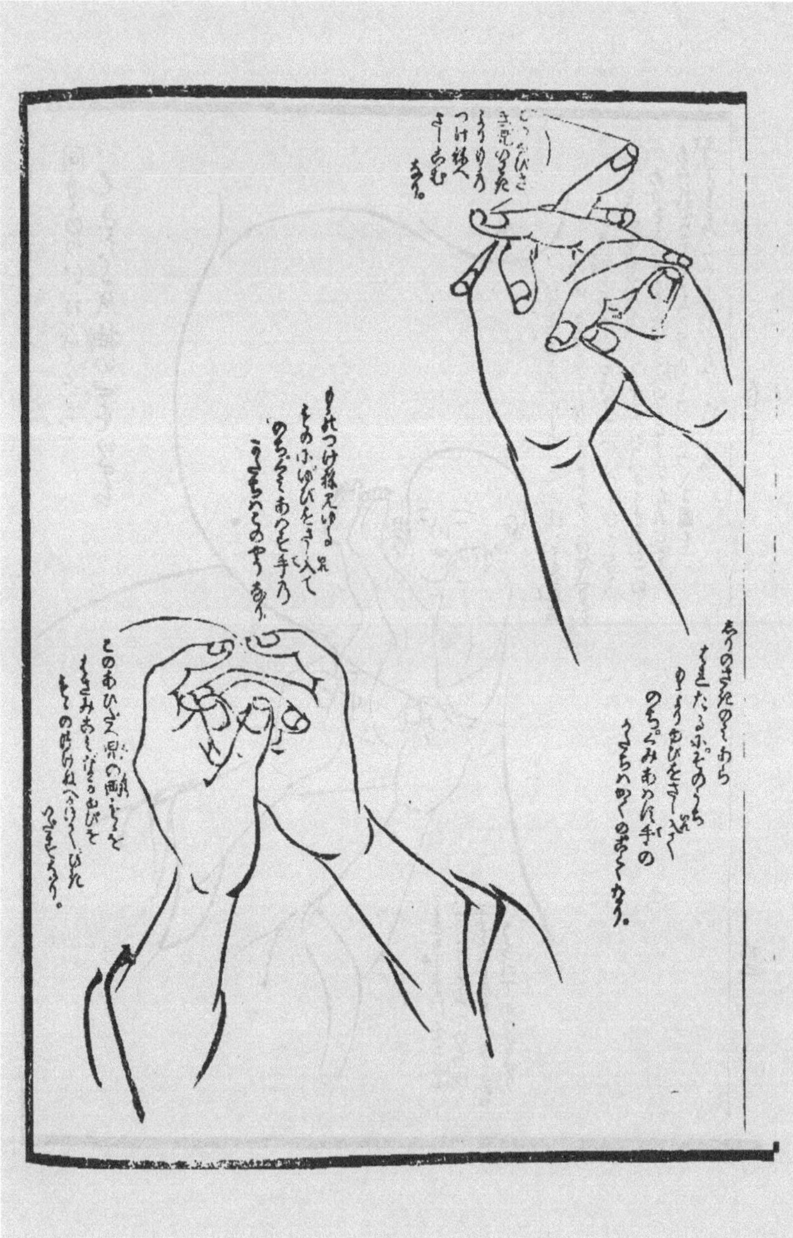

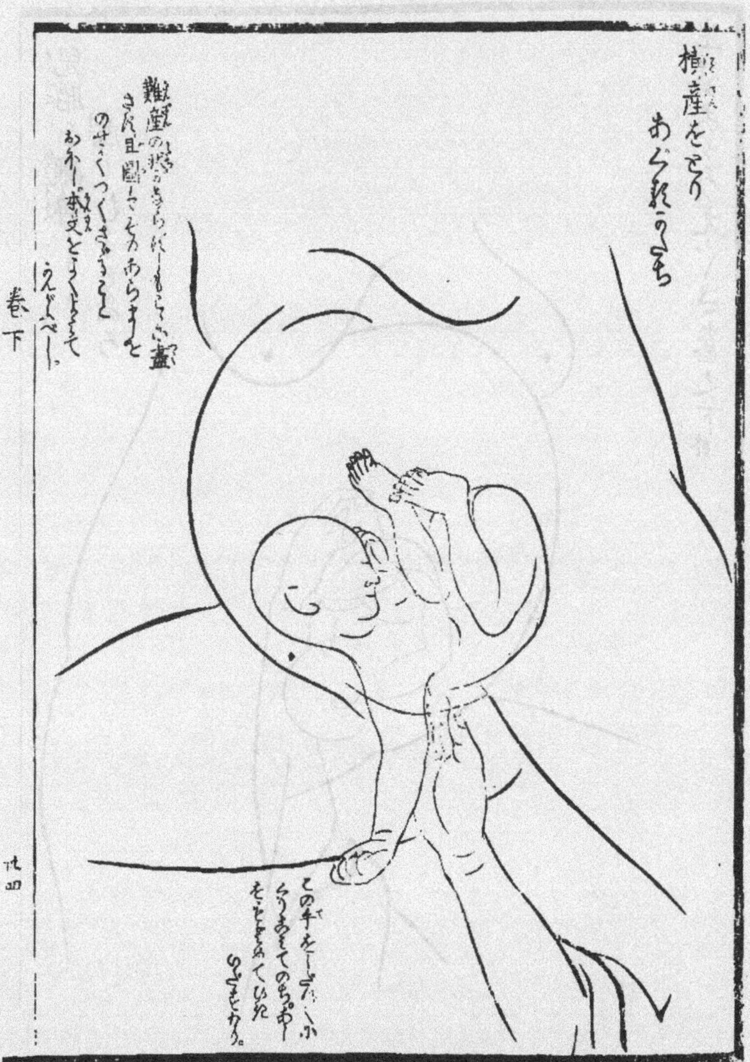
横産をとり
あぐる一の手
巻下

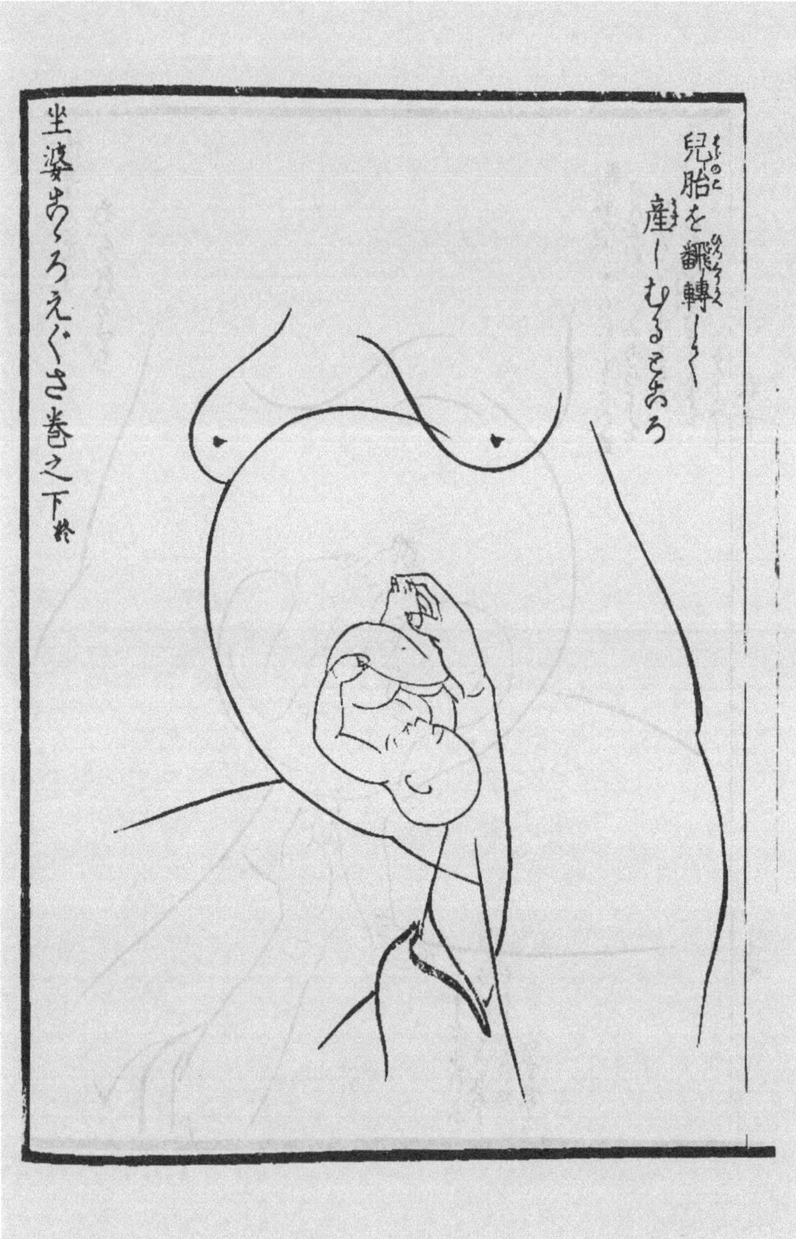
兒胎を翻轉して産しむるところ
坐婆こゝろえぐさ巻之下終

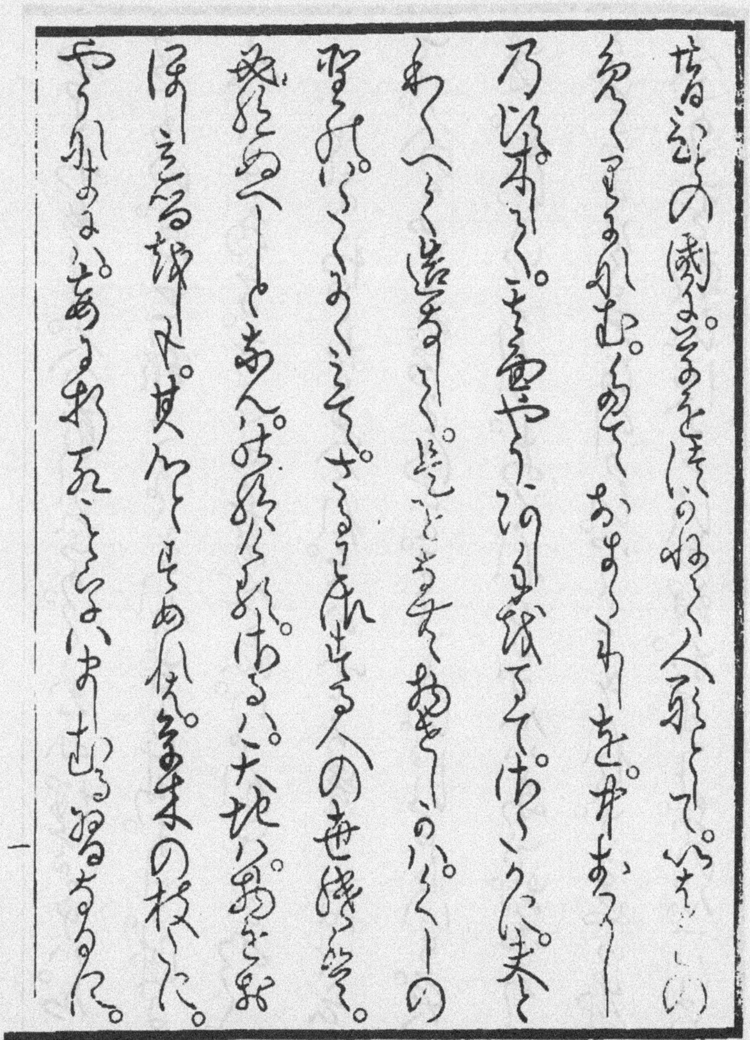

かゝる事あるまじ。人の形ハなく。むかし埋る子ハ。凡
是とものゝ思ひ心をきゝて書付たりけれ。まて。深き
人ときゝ知らず。きくこゝめ苦しめ人々にいつかりもしせんかたなく。
うらこそよそねこなるべく候。かふとも筆らけに云
ても人のこの生病ゐるとまゐらせこらひこいまるとめて。
其ハ。哀れしいとまれこゝ。あるきのまゝ見へハ言て。おもふ
う。見まへ。ほまるよそ見て。その紀ひ。ひと事つゝ傍さまをや参
人のこの初め聞なひ。遠まてりめ理かなて。おのれん一同ハ。

並その明る人まして忘べからず。いかにとなれば。天地の神仏
人を恵み給ふこと。拙きのく。大かたは信じてもちゐぬ
隠れたる心。医の法。代々の道に違へれば。天の罰は受なり。
されば其教あるゝを思ひ。好る婦悪きもの。
なれく二八前て。人の子にやおもふ名の者ども是ハ。
一の生をなすをもて。乃ち是ぞ人のひとの道
を守らざるの故なり。おのれ業のため。財のり。私ふ
しの為に代て乳をかれて。さくら信ずる人。你のをまつて。

二

人のまよ病あくるよふれしことを様ハ。おのゝかくて
られ人をまてあむすハ。絶て気思ハぬ縁深きの
やまふおくて。天地の神すしふくすれなら。我の
こりにつのあらぬし。思ひ作のたゆまずて。いしよ和
ち篤く之てる至めつらを弁ず。人乃侭生しる事
ほりし。御事こゝ次のうねハ。深くこのこのそれ
まて。思にこりしむ。ことハのあるを。ふりけい袋
薬のまもし。おもひてあめのすめるあをハ。取りて

このゆゑにおのれのあひだのるいきさをなしにいのちをとめし。産婦し
おさなひ治する事これあれば。人をまどはしめ。聞し識
て。ふかく志す者ありてあまたなる治の二書を乃
著すことは。おもしろきなり。志ある者は則ちひとへに彼等の
命をうしなふ事なからしめんとて末代まであるべしやめて深記
にし置ておもしろきことは。なかれるまじきことなり。て。
著すこと。はつともくるし重寶のものなれば。なほも人をたすく
まことのまもるべき。必ず産婦のまもるべき。あらためて

三

いにしへむ家。[illegible]かゝるありし事を行。[illegible]かくる[illegible]
ものにして。たゝちに長崎人に感じきこえ。よめる書
きこゆ。井上氏あやまらむことを文に出しぬ。彼
人のうへ造て。ずへし。[illegible]理にかなへるこれ
しるきものやらふ。其の[illegible]。其人おもくれおほ
はしやいざなひを見え。又見おおもうる[illegible]。
天保四のとし[illegible]の[illegible]のあるし[illegible]。

池田清[illegible]書

診法類

病家示訓

〔日〕洛下隱士 著

日正德三年寫本

序・

然候醫學なども不仕也その
おとく文盲なる者にて療
作ものを細工よりも病身にて京
田舎之代名醫方へ出入之
し其術語にて息災よ死る名
醫達經済播磨か耳よりて讀り

かへし統新素人よりハ侮
らるゝも存ず也一門親類又ハ
懇意の者よ病人の床に臨ハ是
非私に相談を致し醫者死ハ已
頼申とも承きしと病人若丈夫人
の様よ御師事凡三十年なれど
にも藥師の手の者被是と病人

被仰ニひ申間敷候まゝ
此御醫者衆は療治の不案内
者も見及び申候はゞ外醫者を
急ゝ頼み申よし付てハ済まずく
了簡なりがたく候それに付世間
諸病中にハ多分の病人は療養
時は醫者衆一通人も候ハぞ里

言

く之快事を見てしまて病侍六
ケ愛おろくの昨意意の病中
おより生お後去我のよ面さおに
作佛とひきこ乃方へ苦界去然
或ハ兼子のひ之人ぬなよ同人を
醫者のすい苦界雖我とて多
分よ律う後のまと有之く維

浄一ならハいつれにも御為に病家ニ對し真實とい申かくし発たる難計事いて當義まう たきをも致すよ御状ハ狂氏爲了 此一冊紙にのしかし推察まう 此書紙御取紀此相手と被成 候ヲ留何数べく 全御此暦に書載（のせ）

術あるかゝる須よし也中にくは
なくは漢和經の要語を讀み跡
上ふ術ヲ醫をもて人を救く病
家乃治為にもて如死と自ふれ
不測法をもて也え利見須移學
もと書殘し術をも也万一世間病
蘇醫者をとゑて娼終年覺をも

敬らバ私願冥加のため薬事を
肝要也

正徳癸巳之季春

洛下隠士書

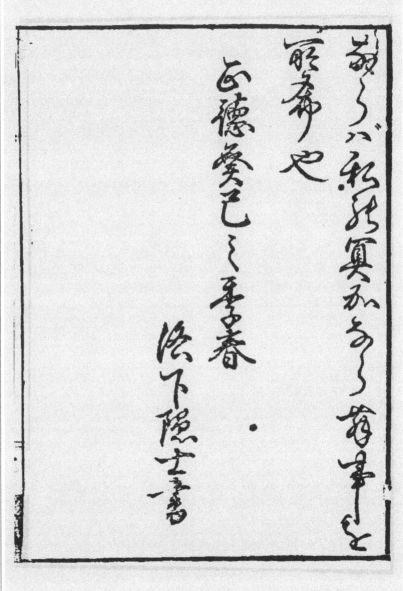

病家示訓目録

・本朝醫術傳来の事

・醫者学不学の事

・療治の手不の手補瀉手癖

あゆ事

療治の風さ海ぐ河ゆ変　凡七條

病家惣体乃心得の事　凡十九條

豫（あらか）じめ病氣防（ふせ）ぐ心得の事

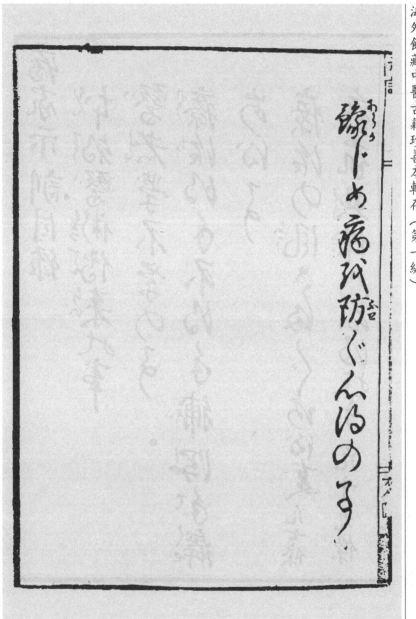

病家示訓

〽本朝醫術傳来之事

本朝醫道の元祖ハ神代大己貴命(おほあなむちのみこと)少彦名命(すくなひこなのみこと)の二神よりはじまれり今乃五條天神ハ即少彦名命の御鎮(ちん)座(ざ)なりその法術(じゆつ)を施す上古のことなれバ今より傳はり侍らぬ

中古欽明天皇推古天皇の御宇
百濟より醫博士并に採薬師
を我朝に来らしむ本朝にも亦醫術
名誉の人相續く醫博士典薬頭
に備り殊に中にも和氣清麿
が長子和氣廣世と申人は名れ妙
を得て子孫相續て醫の名家より

又丹波康頼と申名醫出給ひける後よ和氣丹波の両家を以て代々典藥頭に任ず廣世ハ藥經太素を申書を撰ひ康頼ハ醫心方と申書を著し其外蒙求●岑嗣ハ金蘭方五十巻安倍眞貞乃大同類聚方百巻を著す廣貞の難經開委細川

揃への霊蘭集皆名高き書也又鄭
蹟群哉をあんはふ孤庵の比百済の宗
生風痰を塞く我朝れ醫師丹波雅
忠を求め迎へらるきをはよ朝庭儀候
なりくはうそらはゆじさよ於て百
濟へ通籍の中に雙與猶羅達鳳池
之く月二籣鶯何得入二雞林之く雲二の句ゑ

是等の事実を考ふるに我邦名
医にといふ代々の名医ども
撰ひ置る書籍ゝを数多しといへども
家々に秘伝として他に出さず
なかゞに其内に家を続るものなくして
断絶するも有り或ハ火難に
かゝりて焼亡するもの多く

示訓

一書とともに傳はずる惜さ
といふ如も多錢あまたいへりいま
まで新しくも奇妙とする新方れ
業ハ其書傳らざれどとしへども業
方乃まゝかふ不傳人殊なり寺傳
見ゆ然れども志ぬ傳授人に日本流也
醫者ハ多くハ有るなき傳ふる乃

するしかるに世の中比醫者の衰微よ
りて唯脉をとり病症を見て療
治を施す人もなく家々に薬方で
あるのみ多くして何れも病
まいりといふ薬がよくきくなどと田
舎の妙薬醫者のごとくなり給
しく志らぬに寛政天文の向う

武州河越ニ導道諱ハ三喜とかや人大明へまかりて十二年ゐる彼国ニありて醫術を学ひ日本に帰りて名醫となる其弟子に彼名高き道三といふ人出てますますこれより漸く世上ニ医術広く弘まりぬ此家三代相続て道三と称す婚

を一溪道三と以て是を之れはじめとし
其次ハ玄朔其次ハ玄鑑皆道三と
号す此家の門流天下に弥綸て
上ハ王臣下ハ庶民脈をとり病症を
考て薬方を合せ医者の一体傳ハ
此家よりてはじ伝まつて其後これ
家々より玄冶法印とや名医あれ

一家乃醫術はいしハすしりともとくとく是までの醫術ハ東垣丹溪の書よりかつぎつゞく療治なされ萬病回春醫學正傳乃ごときを後大坂の見宜醫學入門によりて名參をて下にあらハれ其後龔巳が十六種はじめく渡つて林市之丞

といふ人此書をよく〳〵人参を多
く用ゆる後世家多く日本薛己
流乃祖なり今時いふ所の薮医者
ことさら是を好しよく人参をつ
かふ事これをよはじまりこの
時分に類經といひて素問霊
枢のおもくて事治を間座

東唐と申人此抄を作りて素問
の読ミを始められ今までて
日本医書読といふは皆東唐か
末流也東唐以前は素問霊枢ハ
書ハありけりといへとも読にくかり
くありし之其後名古屋玄医也
申人程應旄喩嘉言等か書有り

ようやく此ごろから仲景流を称し
て附子をとそ侍ろく使ひおされ
し之を云ふて進し癖已によりく
附子をもとゝよりてつかふれまた
玄醫以来なし附子は使ひ覚え
し之時大坂に小山寿安と申人
ありて大博學の人にて医術に像

諏なくりしき人とさて此附ふよ
おゐく世乃名ある医者也に
かぎりは山脇道翁長沢道寿武
城に於く井關玄悦竹中通庵
其外呉雲子乃門人名医多し
といへ共帝に医聖八藤治也
風流数寄者乃機会よありかな

人なるゆへ不便なく別ある家よ託し
何れの醫道乃道統をいぬよいはす
ずて帝しを丟醫寿安然三人よも
志くく日本此医者流書きいりしく
向上不乃わ無志う也なる療治並
上手い十口よおよびなす医乃尽
よあらば岸事強ぬ婦緑の兵

古人ハ医也とし是を伝まへ日本に
医術中比断絶し侍りけるを
事うへあまく色かなしあり
有ハ何しゝきとや
道三流の外竹田吉田久志本
板坂上池流又半井瑞策八
和氣乃末孫正親町院御宇

に院乃字號給ハりて通仙院
驢庵と號す又施薬院ハ和氣
長成にはじまり代々有之天医寮
豊臣秀吉公江州乃全宗といふ
名医をまねきめして施薬院とせらる
其外名家あまたといへども中
古ともいふハ天下に流派多きをもって

又療術も大抵に気をおすへし
き也死及ぬらしき事也ねる
まじ様技見を後らのこ

醫者學不学の事

近代人同く日と時世上ニ乃醫者
学問続急やるしく療治やん
あくて施方すく又無学成医者も

扨爰に療治乃論ハ如何ぞや
學問ハ療治ニ益なきものにや
答て曰是亦乃不審なる医者
をと思ふ所併心得違委細
了簡を加ふ所を聞なり
医者ハ學者不學によく療治
を限るざる事ハ必然なり

程あり然ども学問の名あるらく
療治のそこなひ多き八学問れ
意得何し執由へとも然意得何
しきことゝいふ六ヶ敷醫学を洗ふむ
といへ共肝要乃事へ眼をつけず
無益の事よ月日を費し古
人療術れ意味我も終よなら

されバ廣く書をよミて醫書に
儒佛をも兼てすゝむべし
所となれども其隣の實をはかるぞ
婦ずとく今日療治乃為
おいかも其便の種の医者を
俄に用意月よりはよく学問志ありと
おもひろく学問好名高名なれども

古書ハ本法乃学問といふなれバ
けふ後畢竟學問せねバ同じ
ありて其方代不審をたゞして學
問乃名高きしく療治乃働
あるハ此類の医者なり本法乃
学問とすハ何ならぬ書籍を多
く見ざれバ不足あらず又まゝ兼

てよきさふらハゞ一部の書一冊のなかにても手ずから眼をとゞくと承ふよ鍛錬し古人の意味を能合点し病人ものぞむ時日頃学びし所を経月中自在に働き一貼の薬も我器量より調合する所を学問医者と

やより出生ハ年生学問する時ハ
心がけ各別ちがふ事なるあり
ばんがけあるべくまなび
くろづうくも学問志ありとお
もひ医経をよみ又ハ家術能学者と
申由授さるも是ハ学問といふも
のにハ皆浸揚文無学の医者

乃療治も志らしめ給ふ事
是不審成事にて近頃假名
本の医書流布あれバ是ハ里
より出たる療治ハ世に出る之
甚しき事ニ非疑儀取まぜ雑く
の医者よりあるきて是を見る事甚難
を此方よりたた乃方までなれ

まよりもあげ経て軽き病ハ
誰もれず喜よとて不學なる
醫者ふ病をも初發を任そこな
ひ大病になする多し偖ざも
此志ぞとなひハあちまち數を
にくもなる経ぞ毋調法よも
索しる事ず志れ於趣しそ一切の

病ハ初発之を任せおくとなふ由よ
大病となる・治大病ふなりてハ
医者ぎんまいも詮なき事
多しかりそめの軽き病にも
医者を選ミわかず不学な
医者をたのむまじき也　又同て
目医者学問なりとも病功を

気の働きをあけまだ然うさと理
めけ　善て日病功をなくて分
ともとの氣まれ働きハ直よ学問
の事之働きなりき学問ハ学問と
いぬまれふくあくまじ。よみて
をやくまた淡年竟学問といふ働
乃ちの働といふ学問能くして世学問あく

く働といふハ皆指撚針てんぐこと
戸ヶの之三度まに一度ハ古おり
ける手もなり内へ入れと一度ハ仕様
ハ花程多娘なきるの也必ずく
常同の中にてもさ様ぐでなき
まいえん乃働きにくハる事こそ
学田なりく其上ふく病功をこ

いふうわ心ろうたる人ハ学問まま
なりといへども無知き醫者まん
をもつ者ありて使拂文學問なふ
して病人数多く見て病功
ならずといふ医者何れやにたぬ
亡のこいうかど病功を積て亡
元来学問乃根がなけれバ病人

数多くの病家なれど決て下手
[illegible]医
者を[illegible]
療治に得手不得手[illegible]
人の[illegible]
醫者の得手不得手あり[illegible]
[illegible]得手不得手[illegible]ことくたとへい

堂塔伽藍を見ま入恰好のよき所
なきも上手の木工有数寄屋者
請をさせくらいしきのふまれ
考へきくるのるいりり書院数寄
屋の木工に堂塔建するすぬ
あり或い茶普請者屋にて大名
の請作普請城構なとにいたりて而く

の好手不好手ゆへ医者も是迄
まで此病よくなおしうると彼
病ハ不好手なる故より彼病よ
不調法ありとても此病不好な
る事あり病氣不和ハいろいろ多き
ものなれハ平生其医者の好手
不好手をも考へる事肝要也さて又

補薬はうひと瀉薬つうひと寒薬
はうひと温薬はうひとの手癖
あ補りぬ之をに医者にとくバ補瀉
ごと病ハ補ひ瀉すべきとハ瀉し
熱邪の病まハ寒薬をもちひ
寒冷の病まハ温薬をもちひず
まとも偏るべき其の根本いたる程度

薬乃ゆりかゝさをみきゝも常ゝ手
癖ありく補薬だらひ乃間ゝハ
何病も虚症とのミ見ゝく自然
あひぐに大実症の者ホ瀉薬を
二三貼ものらるれども腹にさらるん能
しく療よ補薬まるて能さめ、
ゆるゝ瀉薬つらひ乃間ゝハ何を

見んくと邪氣（じゃき）のつよきこと見んて
胃気よ補薬のたうひもなく
またいしぬ玉極塵疹（きょせう）と見ん鍋
ても猪茶湯中へ是非一味の二
味浮茶をまぜ飲いなしぬやうに
もそ分寒（かん）薬（やく）つよい溫（うん）茶（ちゃ）浸うい色
さつきよおなし。すみくころ恵

乃流義とてもいかにも我を
さらくあしがまろきことごとく
外薬にもかくともしらず服薬にも
かくまでは中をぬけりと自分にて
おもへれどそれが直よくよくまはせと
あまりく諸數の醫者に藥いり
ともくも内服膏藥そのうへ相

まて急におござなきねばなしぬる
多くは瀉せねとあしぬ病よりなる
とぐとく志て惜らあら悠甚用
不斎人はらしはまりくあれつ
杏らまぬ根よなほ汁発どうせう
よい守ふくらいまくせ之志うる
少人は常に深葉をとどろ猪葉すべし

寒き薬をのミ熱薬すきたる内服
膏薬なといふものをよく考ず
手前にて病人と考合て養生を
すべきなり又淋は世上に多く
淋薬とて辛き薬といふ人もいふゆへ淋薬を
合点して淋薬寒薬をもちゐ
ずして温補せん剤をあたへて治り

ゑんさのかまへし務業ごゝろひ然
而にくハ志して務業をとるを
なりし経さ業代をすれども
いぬ是もゑなしうされまな
醫者療治の風さへ由く有り
○一流ありずんとさいもんなりか
老医学日ゟおびありて道三代

醫方明鑑と金丸集をおしゆる所

覚く律義なる療治傳授して

訓蒙義敗毒散正氣散三和散

五積散などくすりを能法をひ覚て至

極の補薬とい如が補中益氣湯

なりと人参を多く用ひるゝ氣遠

小ハなるかまゝいかと一氣老をまもるく

死ぬる者にも附子ハ乃ちきだ法
數れ医者衆よりハ妙なし田舎所
多きハものなり其都よりりても
見られを見まねよく参までいつ
くも今にくみれハ下手らしく
こゝろざれども其あるよ又まんど功
者多くの色覚えくかふ一際に見えと

二十五

なきをたゞうきを
○一流あり假(たとひ)学問ハなりてもよし
なくとくも学問ハ外乃かざる摘
まぐくにして執帰れとみゆす
百二十方衆方規矩原本乃傳授をきくされ
ずり不療治をきく外乃医業ハ
とらひまで扱仕覚へおりひあり

出ぬをもし変證あれどもあり
まれに手をさぐる濃證なしぞや此證
の仕覚えよ労咳(らうがい)を纓(えい)毒(どく)散(さん)にす
あらし又敗毒散十(じつ)神(しん)湯(たう)にて汗
の発せぬは正(しやう)気(き)散(さん)一貼で大かた
よ汗を發させすなら是あり
あぢ正兎くいりあくも此類の

療治をせらるゝ醫者がわろきゆゑ
なり素人はかたにあはぬ事を好ま
ならぬやうにしめくゝりいかゞく銅銭
わんとなるよおもふべし
○一説あり薛己李士材が書又
見とぞこゝ王宇泰が證治準縄を
便覧し雑病はかならずいぬよい赤水

玄珠をあらはしてそれは術業をたつとき
風しうにけがあるは猶まやう
あしく是と不の術醫者しく附ある
こそ流中大名外御扶持人医者大
くく拙風乃療治せさる白ずく所
とつくよりいのし免よい病此媛
持のといぬ人大方此流醫者へ

療治を好む者く出来る極意
てつく私ふ薬ハ後ありくしまづ
情と中より外ありて其子細ハ
多しうに見ん度ぬするよあらさ
事ハおぼつかなし只宜しからぬを
ぬ病かたよりやもし能ざる也大病
よきをよび治風気の医者病を

たのあば数人くくもたれば薬
をめしるく事覚一味か二味あん
遠にくおかずとも不なければも
對気なりてくかを濡すハ海なり
寛義ハ同しまく療ずす。殺ハ世よ
めく人目はんなげく器量醫者
をまろうしこ太ず此病よ及びおかず

たりまかくぬれバよけれどし
○一流ありて偏(ひとへ)に温(うん)補(ほ)の剤(ざい)をこのみ
何をと見ても虚(きよ)寒(かん)の症(しやう)を見立て
みづからいふ仲(ちう)景(けい)の方法をとなへども
みだりに之を去て仲景の書法に随ふ
と瀉剤も吐剤も用ひて温補す
かくつきてハせず虚寒の症に合ゞハ

だんだんすゑ手足もひしく難が病人は
虚証の者でくりかへし中に出来る
一流の療治よせしもすれば腎は腎よ
眼をつけし六味丸八味丸八物湯大
補湯滋陰の剤縦れし一度ありき
打前滋補乃薬にくるしほいさ
死をと温補れ氣薬まてめぐくとも

際(きは)乃よしあしありてまち〳〵
療治の風も一流〳〵ありて[illegible]
治も年来わくむところ
有治あり
○二流あり浮剤寒剤をこのみく
あるひはよくきゝところな療治をせ
らるゝ実(じつ)症(しやう)邪(じや)熱(ねつ)熱なれば素より〳〵

ゆゑへ引かけ條もあり紙にて附
の病人に大寒戦慄ませハあり
あるまじく世にいふ医者皆無
所謂よんどころなしに
参耆桂附薑乃類を用ひて病却
くおそらくなれで参附がたしかぬ
しらく休參用ひてますく大切

乃病よ予能發所へ出候義能医
者存し外かろき業ハ用いく
よろしむにあるをさ縁夜にて
くいつと名をあげしられども
医者の能上手にて病は多をす
といふ毎も能まてハ多し世ろ少ん
医者の脇また病よ参附をゆし

或人此医者の手癖（くせ）の湯薬にゝく
手ごゝろをさしはさむより世上の医
者の仕そこなひも此流れ多くせしと
二つより合て手稲をせず為に変
に至りその療治にて候ん此病移
を殺もの又にくいなし四く曰
古人又以内温補又偏なるによりて葉

馮劇にて偏奇なくいふまでもなくむく
ろ事の仕りくくされども世上をさる
よそはくむく総方の縁義の医
者名あるく養向まての多し
病まへのみ自ら其の為理にや　答曰
是よ人ハ志しぬる子細まて也
凡病人十人ハ内九人志おこるかい

一人は大きなる手柄あれは八九人は
恙そんじは帰くなきて手柄なり
其外九人は其志ずいぶんじは師[illegible]あり
病状をくむまことある病療治をく
死症にするゆゑ此の身死は仕そんじ
あれども色々まで業ばかりなれども
とかくあのにあけく跡につく一度人は

くけどもさい家の医者がさへ飛れハ
たりし其医者が殺したるよしと
見てし孫ハ我何程ども・いひつけ江かゝ
ともあるへ拙十人の内ホ一人いかくさ
せくろの治の手へ引うけ給ひ医
者も此ひろくくせぬ所なよふんごとく
侭よくして療治をすれバ世上さゝ

御法も御代の大さなる手柄
何御か此之九人衆仕そんじ人命
にも早婦いつれの御事
一人乃手柄ハなりこと目出度し
去る頃事あるハ是に付九人衆
仕そんじハ乃あるのし
能くなさる御医者の段

白すゐ者ハ理之をしそ診りまむ
くすあしく事や能く考ふへし
同しく曰深剤を剤をとこゆむ嫌ふ
疏くつく傷寒時疫の療治をよく
せいとへ以て治法ありて其まや
善しく曰傷寒を以て病ハむつかし
きもの也よく之を乃世に能く合点志たる

三十五

人ハ一人もありしと承るそれゆへ大抵
世乃通例ハ藤原傷寒時疫乃御
發の薬ハ大かた似よりたれ
事にくくちとむつかしく當裏へも
おちぬやうにと兄あれど小柴胡
湯或ハ益氣湯八解散の加味まぐく
にくく外乃ふすハぬきさずあるまじにても

は二の證は日ころうちに獨參湯
參附湯の大劑を用ひ元氣
陽附は邪氣ひとりきり・然十
人に二三人は快氣をすれども有のれた
ゞ斗二度死てつゝ蘇治といふ也
す人に七人は險へと先つてうばき
のどきぬやうになる物也不へり乃

寒き業浮創むやさ於陰寒此醫者
以てへ引つけ白虎湯承氣湯此輩
用捨もなく是を用る故多く
見る事あり其手術もあれど色傷寒と
仕覚たる者は何でも陰證へ
志あるも其是を誤り志ある
これ時の傷寒多くは労瘵の傷寒

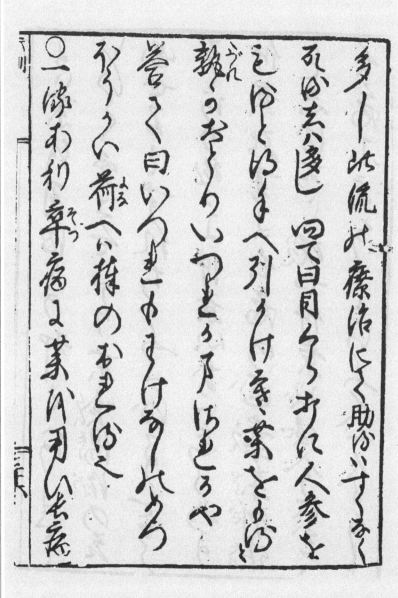

多し此流外療治にて助かるはすくなく
死ぬるは多し　四て日月をかさね人参を
も服しぬ手へ引つけ薬をとらせ
数くの苦しみいつまでか不治ものや
答て曰いつまでもゆるまけざれども
衰ろへは薬へは様のおもむる之
○一縁ある利卒病よ薬は用ひ去病

よい薬代用ゆる事和くなりしこと
いゆく灸させより薬喰湯治の客
医世医とすれちがふ仍ゆるを世
されば御事よ仲景ハ世のいきりめす
仲景張書よ長病の医案薬剤徒
とも云て成し滋や仲景以後今にいたて
長病不案ふしといふ人一人もなし

流儀のいひぶんなれハ仲景ははじめ秘
漢ん者医者皆ゝ律義といへども其
之ある事有脩治學下手計もあり
まじ薬の事めにくきも一ゝ教海じぬども
んぢでこきいひぬ之果本見医書を妻く
みとなるす不学よる堂存之門漢義之
さりながら世間よへ行ア里薬だのことを

すべて医者はまことをたしかバ人々さ目さ後
しかりくまうの療治一風ありて面
白き医者ありとはまりやてれいてか
いふの評判にうくるすにあらず
凡医療治さ後く洪六界りかき
痺ばといふ（こゝもあぬ六果をぬく
筋なをまけおぼくおもひ入ぬ

遠に気を付て見るべし
まことに身に移べきこと也第一
世の中の人医者をば只の人の如く思ふ故
病人の為に附け用ひたり
すなはち常にはいはざるゆゑ
殊更是文言は分けて遠かり
子らは医者の病人に命をあづけてる

それゆへたゞよく医者をえらん
善悪も見分ることなりがたければ
平生(ぜい)病人のなき時医者は
志ありて多くの書物をよまれ
ども友達を会談なされて
あるひはしらべて善なるをきゝすまし
心安き生命甚く大事と思ふ下手を

ためし人の智慮し概此玄果
孫流義にあてゞいくいづきれ
なぞと人定ある年ある病人に
附子を流ぬぬ根は平生死ん
ゞけ形要也

病家惣体心得之事

一世る儒医(じゆい)といふ者儒学も修め

詩文の教ハ申に及ばず軍書迄も
ひろく居る事なりとハ家業の
医学ハ殊に疎くしてかゆるがせにして見
捨れども都て医学ハ外患よりす
より不足なりしを毒ぬし医学ハ前
儒者の書を読んまで外の学問を
うハさをやめて只医書の事をた

つねぐ医書をよみて能信仰可
れバなし

一醫者はんじてよきとあしきと
はかり志うも先藥治の效くわんだて
よくしても下手なるハ益なく
すくなぞておなしやとても藥治
さくしてしぐバそれ月ねでおかに

あながちむだくまかまふつぶにかゝり
ことさらなうら極て意地まなく
くよすがられ心ずてあし然醫者ハ
害なりけるまれなし
一 癲気なる時醫者あり養和すれバ
醫者あやしく癲気も柔和にして
癲人もおのれはく変まハ癲気もなし

柔和を専とし皆其人の風俗によりて
応じ世の物事丁寧に念比にし起
も末まで親類おもひをかけても皆
うし病人へ申しかゝる病人にまかせ
べきはあるべし
一意懸の医者といふまねにあひ
らん其おのれ使ひを遠ざけらまで

一手生物ハ丁寧にく療治あり
病おあら医者あるて手生多きさ
まりハ外病おにく療治よ丁
寧なる医者るくうのくんにへし
一雜とさ出入の医小商人の數を
医者ハお候するら多くいよふし
うしらす甚子細いかしてさ医者うあき

者なれど急症に甚患難しきを
ことまいらし猶よまされだえ
来おろかなる者医者の苦患を
しらず一云れ詞一事のなさけ
有難ござされ備にて感ふかい婦も
乃ち比丘尼うでうくの類皆これ
なり

一月経毎月すこしよりかはるや事
医者ハ心を注ぎ推察すべきなり
元来婦人ハ下〻の心ハ狭くして抱
なり好悪の事ニ付てくる其
さ内くとおもひ煩ひ久しく気ま〻と病
多く是也さて医者ハよくよく手入
れかしと悦ハ候へバ嬉しき事ある時

世上にはヲテレンの上手と云ふもあ
の醫術もよく薬もよく根のすい
なきも如し上手なる乃醫術何之熟
極めいろくと人にはおかいつゆく
風ふはすゆ千如風俗成医者大
方療治下手なるゆゑ如之
一不学ふ器量成医者療治成上は

も世乃のすほくし家人は決断あき
程ゝは何のもミとふらくとれを
以て治えあるへきを乃ことを揺まとふるへ
まへむ川ろとおきりきこゆる
ミゆるまし
一 素物はゆるまたしくきゆる遠
きるは不宜安る咄る兩まミせをす細い

察病云人乃り医をとあやまること也
いのくそ能医者の家業同あまよ
只人なる文配をする内若なり此おや
かくいふゑなるに病人あれば対お人の
色脈乃業理をしらふづきて夢
論する内ふどれもくおかしけ
なかまに能医者をたのむ事ハ

四十四

如何そや楽屋に〳〵見ん物をすゐ
はよ手拭いすくなき仕換い多
しと見へし〳〵
一寺へお入出家を為従者貪僧
なども大い人参を施しきたるより
さ持をこぞる非卵をも手まいる
はよきゆんめ属し

一病家にハ医者多く招く大抵ハ
病まさくハ療治を去らく余所へ
もちうしまかいと大医ヲ如斯
辞れしてと是をひこへ和れ医者を
薬服もつ勢自分も毎日見舞
此風ハ医者押立手柄とあなれど
一代仕様じもなき申れ之能と病

家にも洪医者よ命を陳すると
まゞくハれもしねども只功者の醫
者と用ゆるもあしよしそれゆゑ
方じみもかくさすりまれ多く所
始気の病家多く有りて療治
数ハ大醫よりおゝし是れ其故ハ
始まりおゝく病ハ初發と中比と

頼んで有れば此医者を難有べく存じ
一 藪くす医者より一等下手なる者
医者は大家へ出入を致さば病人あ
まれで医者の手後ありとも夜伽(よとぎ)
医者様出あひ先々にて家来其療治
病家の主意遣ずの手前を続て
出ますよう打明もて能き医者を急ぐ

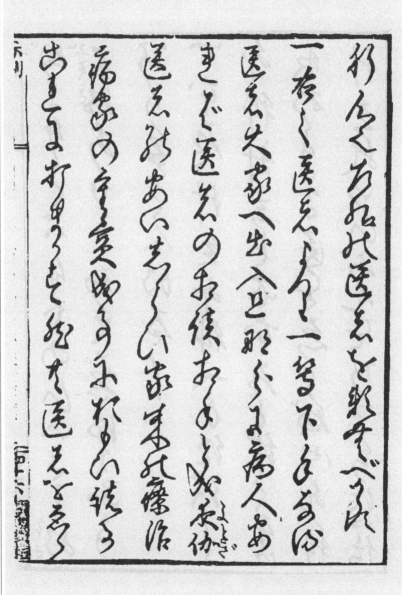

嫁よく見くバ自分のひいきと好(しき)
不器(ぶきよう)ありて却て者や得手為す
所の無て仏治有し
一本道ハ針立の外科へ手紙銭し
外科針立も亦本道と継く医に
取持くすり医を気嫌付外科
針立氏いひぶんを所ながち江い伝

用をなさしむるもと
昔し曰太く像しのとしくあれハ
医術巧て病附雑兵お残せぐさゑ、
る事なければつまや　若く回おに、
此病ずるく医術念て病ハ年生お
んずけまありて病人けりわく候ま
医者をえて病ハ年をみなく失と

さぐといふもの常に隨ふる時
見合せ會を當るも行ふ器量も
何方医者と見うけたるが賢人
にも出合其医者乃上手下手も
見届医者つくられ許料[illegible]く
為にくくもあり随分医者ずさ
不肖なるがよし總て医者出合[illegible]

多く志くも医者至て撰為よ
あつかく藝能に付くの茶湯
碁色上手稽すはくいうれど医者
と出合といふもほのかくれ
なく然すこし其医者然とも
下手をこそ見んためよきなく
可く平生左様のふうけもなき

病を除く医者をえらんで大事
の人の命をあづくべし
一門親類縁者の中にても
学問もはかばかしからぬ者を
外療も本道もなれ人にたのむべし
一病人ある家にみえをかざるべからず
後いえとも悔い給ふ事なかれ

造作をするもの又全快にて用るものは
おしなべて無益なる事に費をせざるは
平生の事也病人何時かさうくせん
なきすれて費あるもあらし右様
合点なく騒(いさう)乃費をいたし殿発害
をなにもなく
一看病人夜伽功者成丈殊ら事

食する事で大恙すくれいふにをよバぬる事あれた存の外大気にもそまつなのする行致すべし

一人参の事悪敷人参多く用んよりは好人参少て用当世医者病人参不用利(め)(きゝ)家は以の又用利あは候上人参壱匁つかはんよりは下人参二匁

往々て人参めきたる物はうふなどを
人形同様をなどらうし上手なれば
見わかれぬあやしき人参など多し
つかふ仕方はかんばよし
一病人あるか時分にすくに夜ごろく
うろたへ医者へ跡をそ乞がといてす
よろしかるべし甚すまて付くるを

勝手ニ御病人ハおこりがちなるも能
まゝ医者も都てめいわくする
もの也書籍への書物ハよみます
ゞ居て又古人の深意をかりよい
様子ハくゝもほうにをつ死
一病人同色ニおもし果くの附
彰む医者乃業代わらいなかり

不用しくひそかに外科医者の業を
用ゆるは甚以僻事なり病人の為は
ならず外の業を用度ものならば
ていまを頼は前の医者をこりつく
可之又なかりしからぬ附物の医者に
療治をたのむ事いやといひたるを
のありける医者を帰者の家へは

何ゝらかしかばつきいだし候まゝんを
よく〱害を招きする多し
一病中病後食事を慎しく癒ん
すべて諸事雖も悪きもすべて申事
いくさとも物受ん的あばつきすべし
せん病中病後まで食事れ禁物多
くしく料理の仕方すくなきとも

めく医者ハ禁好物にいふてなれ共
料理等任す又不案内なれハ是非
料理人ハ任候ハよき事乱に禁好物を
忘てらず害かやうの不用心を致べし
又医者乃好物ハ食ハせ候て不好
物成る候もとハ堅く禁好を候こそ
あハまハ殺すなれども多く候ハ

す。色欲いたしまじく食事よろしきものと
いへども、とひのかなはずあらば
なりおもふのは看病人へ喜怒なく
糺明をとげさせ、婦人を遠ざけべし

傷寒（しやうかん）痢（り）病（びやう）労（らう）瘵（さい）中風諸症のハ
大病ハ常にかはる事なく良医を

ゆゑなれとも又久しき病者を
見ならひうれハ病根を察して
其實をも悔まず用心をすゝて
一傷寒ハ外邪(ぐわいじや)なり風寒暑(しよ)湿を
避(さ)けずして離れし志家不行しくて
世上病の時ハ洗足をしてあやまちなり
有り又けよふ精乃津さえ分まぬに

蔵ハ虚にす此後ん代は番く外邪
にあてゝ屢感ぬまゝ入しお風にさ
其の附あるかどうに療治をまとべし
外附もて従ハ傷寒をしらすしてもゆる
附もつが當てもあく在ともに病く
くも　かりさもみし
一　痢病ハ何程なるも附時ハくもて

やうに食養生さへよけれバ病もおこる
べくハなし

一中風ハ士ハ主身に心をくだされ町人
百姓ハ金銀を急よ取しが為と甚しく
辛労を過すと此二つの病根なり

一労咳ハ咳気の療治任ずこ多ひと
気鬱と身と心をのべせぬと燥すと

此ほとくわり生ずるとんねろし其
外一切難病根平生んねづくすと
以てまぐくさに述ぐるし於宇て
名医達に取合く家生の書一書を
出さんとする希ものや

正徳三年三月

診法類

眼科新書·眼科新書附録（一）

〔日〕杉田豫　譯述　群玉堂藏板　文化十二年刻本

〔日〕鬆田芥齋　輯録　廣文堂藏板　文化十三年刻本

杉田立卿譯述

眼科新書

浪華書肆　群玉堂藏版

眼科新書序

余纘家翁之緒。務脩其學。凡和蘭之書。有益于治術者。極力購之。而力圭之暇。與家弟及同學相謀以譯定之者。若干部。但奈余弗啻性虚

寸菲。加以多病。故不能研
精焉。動輒依同社所成者亦
多云。家翁每歎曰。人之喪明。
尤為大患。豈可無良術乎蓋
業人之格物窮理。其專门必
當有能盡其精微者。如韋

獲之。而譯行以博供濟世。則吾願足矣。一日余過大槻磐水。而見蘭書一帙。即此編也。余乃袖而歸。以供家翁之覽。家翁一覽。鶴躍大喜。遽就購之。以藏家塾。向宇榛齋譯

之然多事鞅掌。不遑脱稿。後
任家李譯訂之。亦既經數寒
未肯告成。蓋以其粗脱誤事
也。近者。和蘭譯官。馬君轂里奉
官命。自崎陽來而在都下。余屢
周旋。家李亦尤密接焉。家弟因

就重譯之。於是始得其條理悉貫。按订全定。而今茲梓行諸世。嗚乎。家翁夙有此願。久既過耋。始得覽之。不亦謂時至矣乎。余聊記其喜。以弁卷首云爾。

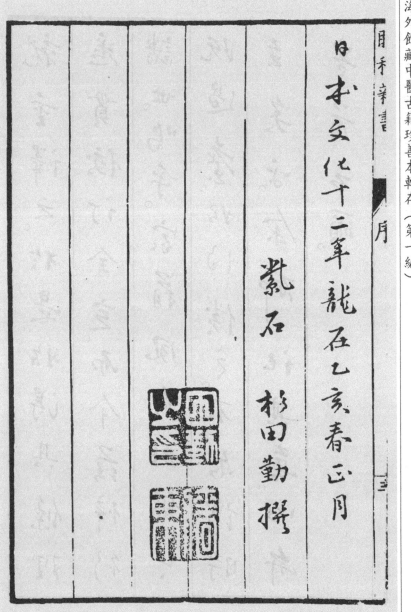

日本文化十二年龍在乙亥春正月

紫石　杉田勤撰

西説眼科新書

凡例

一斯書也和蘭眼科之全編而其於彼邦也斯書以前既無斯書也斯書以後恐無斯書也而我東方以和蘭眼科公諸天下者亦從斯書始故命之以新書也蓋此舉也一在為眼科者流別創基業亦辟諸闢田則芟其艸萊夷其坑塹而已嗚乎畝畝乎斯耕耘乎斯播殖乎斯以望其秋則黍稷稻粱秫禾麻菽麥邪于何不成唯其作勞勉焉則其在其人乎其在其人乎

一原書是係入爾瑪泥亞國醫都泄弗耶哥歎不冷吉所

撰而以羅甸國語記焉後和蘭國醫麻爾低奴斯不路乙斯者重訂凡加自説而以和蘭邦語譯之其譔次在彼紀元一千七百八十七年實我天明七年矣病門十二篇自外部至内部以病所屬為序眉睫為始終以綱膜而病症凡一百十八症今所譯定一依其舊但原本一冊今分為五卷也

一此編也最簡約而精詳者也蓋詳于此者約于彼詳于彼者約于此故編中宜執讀參考以得其詳覈明徵焉也且通編譯例以豫之不文不敢加字句潤色焉唯達原文之意為要耳

一眼目諸症有不可以漢名對譯者故今新用譯字然漢而無名非蘭而必有之蘭而有名非漢而必無之其所據其所見彼此互異也彼為一病此則數病此為標症彼則一證彼為正此為併此為主彼為類其名義雖互異哉其理原雖不同哉其散在諸症者彼此相渉有無互通而斯編載而不泄焉論而盡矣要之漆桶邪掃帚邪觀其全象則昭昭焉數車無車奚必泥其名而以一抵一為讀者宜參考焉

一凡名物經漢人之譯者又其直譯出漢人之手者皆襲用焉其餘則據漢人譯例姑新製之以便于讀者

一眼球諸具皆用譯字如漢人之所名五輪八郭所不取
也蓋漢人依所見以命名蘭人就物以命名此其所以
為異也讀者當見圖說以辨知焉耳
藥物有漢籍所不載者或雖有載者有異其主用者煆
煉諸法製劑藥品亦有漢籍所不載者故皆就蘭書譯
定之以為附錄而本編藥品之下記附錄之二字然再
出者更省畧焉
一蓋和蘭醫流其論定證候治術也一從內景而來故苟
志于醫者必以學解剖科為宗源此為識其常以應其
變也於其眼科亦然也余因別編眼球啓蒙論內景

之實測與瞻視之精理也今此為讀此書者略抄其圖說以弁卷首云

杉田豫立卿誌

眼科新書

眼球畧説

一夫眼者一雙之圓球而居面中鼻之兩側以鑒識尚物之要具也蓋以六膜三液為其質而六筋具焉其後底連于腦神經而在骨空之內其空圍極堅固也骨空名之曰目窠

〇球外諸具

一眉雙生于目窠上而拒隔從額點滴之汗使不以妨眼之運轉也

一瞼上下兩瞼以薄膜造成之其緣有弓狀軟骨以相

合其裡面極潤滑也瞼者主眼之開闔令以清爽也

眥　內方曰大眥淚腺小者在焉外方曰小眥淚腺大者潛匿而在焉又有一塊之紅肉在大眥內者名曰淚阜蓋大小二淚腺共滲漉淚液而常潤眼令以無乾燥其餘滴則淚孔吸收之自淚管輸淚囊而從鼻管送鼻內也

淚孔　在大眥相合之處二小孔也其孔圍繞以細小脆薄之軟骨為質

淚管　從淚孔至淚囊小膜管也其狀如鴉中羽兩

管相並而連淚囊
淚囊　小膜囊也在大眥內瞼匝筋之裡面
鼻管　淚囊之下部更為臉管之處其上部即淚囊
而漸其下漸為管之狀宛如漏斗其下端在水綿
狀骨與口蓋骨之間而下鼻內
一睫　強硬之曲毛也緣兩瞼而生以防塵埃入眼也
脂腺　在瞼緣許多之細小腺也分泌如膏油之粘
脂以塗布弓狀軟骨此令瞼緣不損傷也
一瞼匝筋　在上下瞼之裏面各為半圓狀此令眼瞼閉
之筋也

○眼球六筋

一挈上筋　在球之上部上竄球令以高視

一挈下筋　在球之下部挈球令以下視

一旋廻筋　在球之小背部外轉球令以向耳邊

一轉運筋　在球之大背部挈球於内邊令以向鼻

一上斜筋　在挈上筋與轉運筋間貫滑車狀軟骨者旋廻球令以下轉（豫云此筋雖在眼球之上部然其端至球之下部故令球以下轉下斜筋亦然也）

一下斜筋　在挈下筋與旋廻筋間流球令以轉上以上六筋其端為腱固着剛膜而其本合為一名之曰交

剖觧、

（一）球圍諸膜

一白膜　在眼球之表面連接上下瞼結束球於窠內故一名結膜漢人所謂白睛也

一剛膜　在白膜之後其質剛厚此護持球圍者而六筋附焉

一角膜　剛膜前面中央部白膜不覆為透明之處從此令物形透徹于球內也漢人從此透視虹彩以名為睛

一脈絡膜　在剛膜之裡面無數細絡為錯綜沿葡萄膜

周圍而及網膜內邊其質褐黑如漆此球內致暗以令來影益鮮明也

葡萄膜 在角膜之後即脈絡膜之前部也正中穿小孔即是瞳孔也

虹彩 葡萄膜前面從角膜而透視焉則橫斜文彩諸種成間色之處也

瞳孔 即葡萄膜正中所穿之小孔也從此令來影攝入球內之處即漢人所謂瞳子也

毛樣線 在虹彩裡面自葡萄膜周圍出其狀無數細線向內輻湊自為輪而其輪緣一段微椎之

曰毛輪也。又微細線自其輪起也，挺出逼瞳子，名一小輪，名之曰毛輪。稱其是以筋樣纖維相組織以為經緯，其經者名之經纖維，是令瞳孔為濶大者也。其緯者名之緯纖維，是令瞳孔為收小者也。又有籠晶線者，即是自筋樣纖維中而展延，以向內傍硝子包籠水晶囊，以令水晶液進退于前後也。

一 網膜 位于眼之後底，其色茄花色，而作張網之狀。此鑒神經之端末細線組織所以成也。鑒識物形者，即此膜也。

一視神經　附網膜之直後然不正對瞳孔近于鼻方凡一分許其根本自顱腦而來于此此令徹網膜之物形達于腦神之經也

○球内諸液

一水樣液　充角膜之後水晶液之前其質最稀薄此先攝容物形之液也

一水晶液　向瞳孔位于硝子液前面中央其形扁圓而凝固後面尖隆其徑凡二分許其質玲瓏明徹堪可受覽其形與質攝容物形令以精細縮小之液也

水晶囊　即包水晶液之膜也

一硝子液　質水晶液之後網膜之前其質稀軟而澄徹
流動宛如雞子白而不可把觸此令物形更作潤大
、明澄之液也
硝子包　即包硝子液之膜也
一夫眼球發視瞻之機也其猶太陽之照下土其光景凡
激物以反照也故映物體之光輝亦即向球反照為之
直光射角膜先攝稀薄之水樣液中以入瞳孔而其形
致縮小顛倒乎斯也（譬如暗室安小孔引形景則皆乃為顛倒是視線之理所以然也）
次之映凝固之水晶液中故逾收攝細纖密乎斯也次
又透照軟潤之硝子液中故更致潤大明澄乎斯遂以

使其來影縮網膜也。於是乎鑒神經直為觸覺以達腦神矣。蓋視物之理。由彼透眸膜從諸具之光景之與此腦神諸經為觸知之活機。內外相感應。令以得鑒識諸物之真形也。其景之所攝收。雖皆作縮小顛倒乎。然不失其物形之本然也。其鑒識萬物之究理。則尋別於眼球。故微中詳論之。杉田豫識

眼科新書

眼球略圖

第一圖

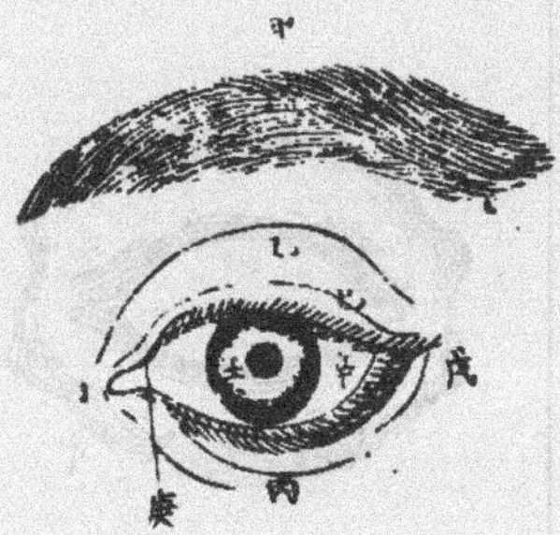

外部諸具

甲 眉毛

乙 上瞼

丙 下瞼

丁 大眥

戊 小眥

己 睫毛

庚 淚孔

辛 白膜

壬 角膜 瞳孔虹彩透見

第二圖

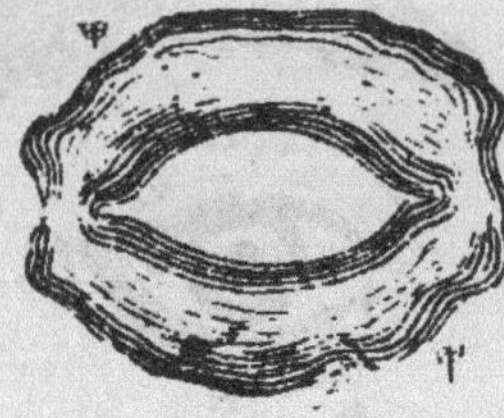

第三圖

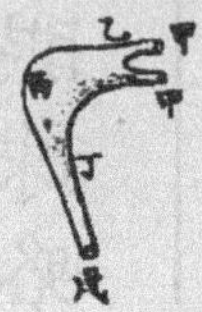

眼瞼之筋

甲 瞼匝筋

舉瞼筋在瞼匝筋裡面錯綜不露

淚管鼻管連續

甲 淚孔

乙 淚管

丙 淚囊

丁 鼻管

戊 鼻管孔

第四圖

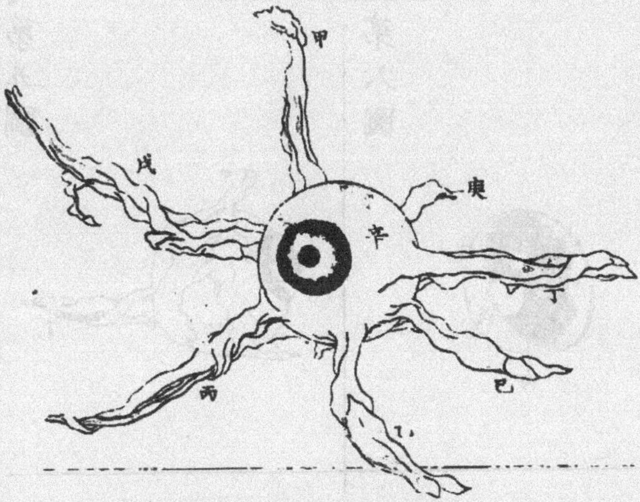

眼球六筋

甲 挙上筋　乙 挙下筋

丙 轉運筋　丁 旋廻筋

戊 上斜筋　己 下斜筋

庚 鑒神經　辛 白膜

第五圖

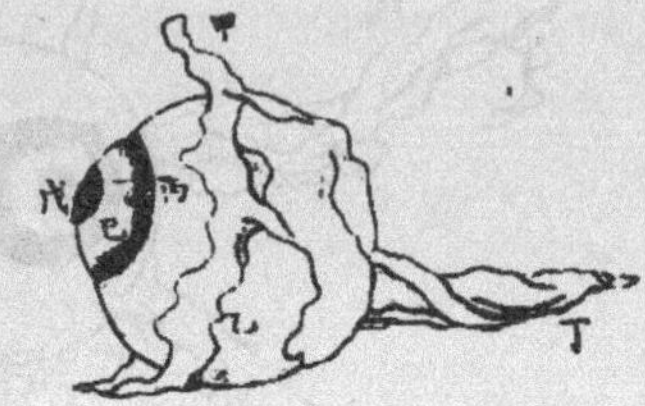

眼球去六筋剝白膜

甲 白膜　乙 剛膜
丙 角膜　丁 鑒神經
戊 瞳孔　己 虹彩（白角膜透見）

第六圖

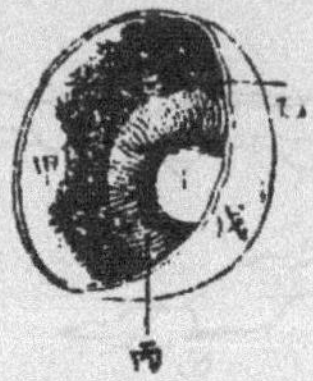

橫斷眼球視前部之內面

甲 脈絡膜　乙 蒲桃膜
丙 毛樣線　丁 瞳孔
戊 剛膜

第七圖

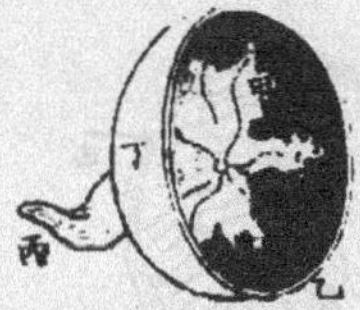

横斷眼球，視後部之内面。

甲網膜　乙脈絡膜

丙鑒神經　丁剛膜

第八圖

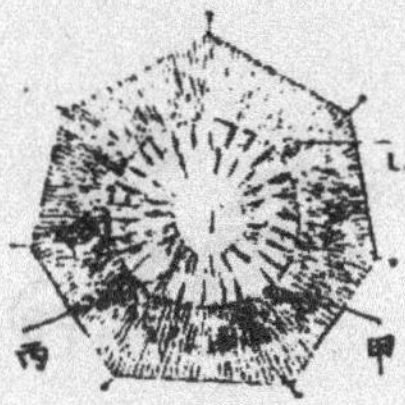

展開蒲桃膜，以顯微鏡視其裡面。

甲毛様線（許多之小動脈相錯綜）

乙毛輪起（微堆為輪之處）

丙毛輪秀

丁瞳孔

第九圖

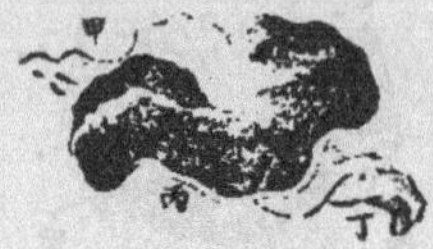

翻剛膜剝網膜

甲 網膜 即鑒神經之端末

乙 脈絡膜

丙 剛膜

丁 鑒神經

第十圖

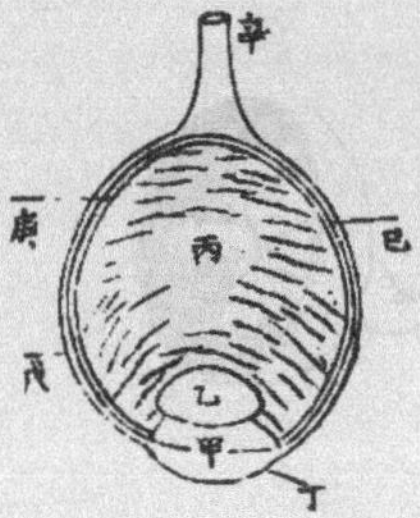

縱斷眼球見三液

甲 水樣液

乙 水晶液

丙 硝子液

丁 角膜

戊 剛膜

己 脈絡膜

庚 網膜

辛 鑒神經

第十一圖

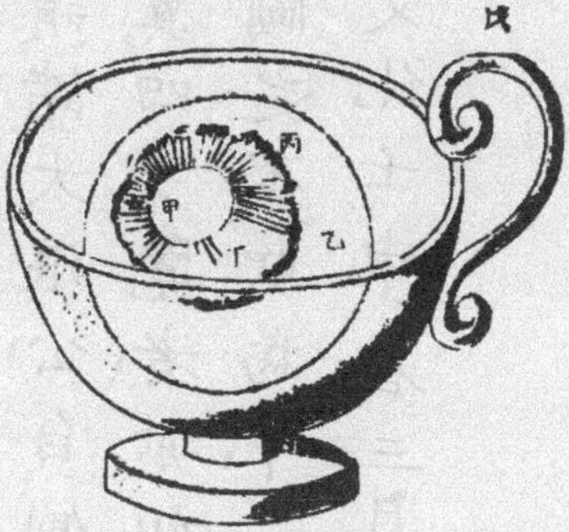

以器盛水晶硝子二液連接者而露篩晶線之連毛樣線者

甲 水晶液　乙 硝子液

丙 毛樣線自蒲桃膜所剝離者

丁 篩晶線　戊 所盛之硝子器

大還寫

眼球之圖，泰西之書固載之，而其精覈雖無以尚焉哉，然非親觀厥物，履厥實，則其色彩形狀或有誤取焉。余因求眼球一雙，以躬解剖焉，且請諸大浪公，自側隨寫其真，而毫無爽焉者也。冀四方覽者亦如余親觀厥物，履厥實，則知此圖之不欺焉耳。

文化壬申春三月

錦腸　杉田豫識

眼科新書總目

眼瞼焮腫
眼瞼蓄水腫

眼瞼浮氣腫
眼瞼青斑

眼瞼粉瘤
眼瞼肉瘤

眼瞼困結腫
眼瞼瘤

眼瞼痰毒腫
眼瞼麥粒腫

眼瞼雹腫
眼瞼水泡

眼瞼椑腫
眼瞼粟椹腫

眼瞼痒
眼瞼澁刺

下瞼低垂
兎眼

眼瞼外反
眼瞼内反

目錄

眉病篇第一

眉睫落毛　眉睫生虱

眉創

睫毛病篇第二

睫毛內刺　重睫

眼瞼病篇第三

眼瞼閉著　瞼著眼球

眼瞼焮腫　眼瞼蓄水腫

白膜病篇第五

通計一百十八症

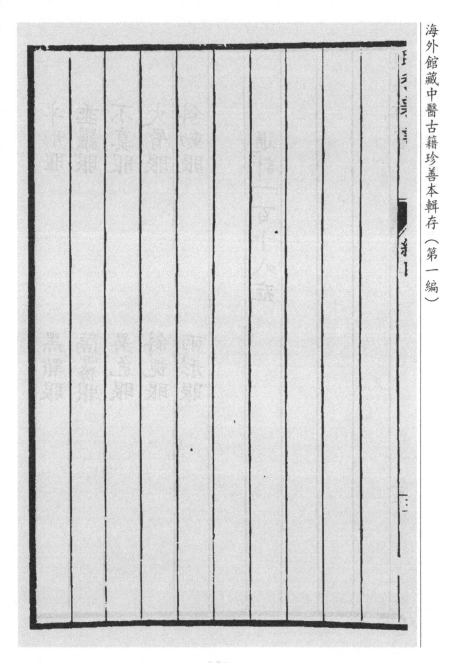

眼科新書卷之一

日本若州醫員　江都杉田豫立卿　譯述

卷首發言

凡百爾眼病分之為二證曰正證曰併證其曰正證則謂其特唯眼目生疾者也其曰併證則謂其體軀已有他本病因延其證眼目亦併生疾者也

蓋論右之二證先從外部之眉及眼瞼等之諸病始而至內部之六膜三液也便是依其解剖眼球之順次所以記載焉者也

眉病篇第一

眉睫落毛

此證則眉或睫其毛脱落狀貌以爲醜惡且出於明亮之處則羞明弗能忍也

類證

其一酷厲液證　此症則其毛根爲厲病或經久黴毒之苛烈惡液所蝕脱者也此爲不治

其二剃去眉毛證　此症則不二年而自全再生也

其三拔去睫毛證　此症則患睫毛内刺者拔去之然復速再生其毛却爲勁硬也

眉睫生虱

此症則眉毛或睫毛生扁圓小虱而巣栖也此病每多于小兒此此由眉睫不清潔而有汚垢所生也不路乙斯曰即是與身體諸部之生虱病同

治法　神水膏附録屢可塗擦或塗甘松油附録亦良也

眉創

此症則眉上被創傷也其創深則或發劇甚之諸症

類證

其一單症　此症則但是創傷眉之皮膚也然縫着其創脣之時誤令弛延則瞼羸以發上瞼低垂之症誤令緊急

則瞼縮以發兔眼之症也故臨施治療則須深注意以緩急得宜爲要

其一併症　此症則眉上併自眼窠上所出之額神經以被創傷也施治之間動發黑障黑障則詳論于黑障症條下

◯睫毛病篇第二

睫毛内刺

此症則睫毛逆向眼球以戟刺也此患每在下瞼而在上瞼者罕

病因　此患或發於天稟或瞼緣生頑結疙瘩或遺他瘡

瘢皆是以失其常故睫毛逆向以戟刺眼球也

患者 眼每瞬動其睫毛戟刺白膜及角膜因為劇痛發焮腫變膿瘍或角膜生斑點遂損角膜透明之質至以喪明也

類證

其一 全逆生症 此症則睫毛皆悉向眼球而倒起也

其二 一部分症 此症則一二毛若五六毛為一小束以向眼球而戟刺也

治法 良全之法則務消滅其毛根為要故先初用小鑷子拔去其毛而後撰取峻腐石（附録）或硇砂精（附録）或消毛泥

未詳等以水解化可用筆端填實其毛孔或用烙鍼燒絕其毛根亦良也

此症有拔去其睫毛之術然是無益也何則拔去之後再復速生却為勁硬也又有以硬膏貼瞼側令以向表而防內刺之法亦是無益也何則除去其硬膏則其為患害從如故也

其三重睫症　此症則於次之重睫症論之

其四眼瞼內反症　此症則於後眼瞼內反症論之

重睫

此症則其睫毛二重而生一方如平常一方逆向球內而

生。

病因　其睫毛根天稟非常過多剩餘而相錯雜於瞼緣以生也。

患害　與前之睫毛内刺症同

治法　在拔去其向眼球所生之睫毛以消除其毛根都是如於睫毛内刺之條論定之

○眼瞼病篇第三

眼瞼閉著

此症則上下瞼緣合著而不離也有二症於此其一則全閉著不少有離處也其一則各處有所離也

類證

其一稟受症　此症則大抵外皆半閉著而內皆半則不閉著也

治法　左手固持其部以按定之而右手用尖頭為珠之小刀先從其所離處截之以悉分開其所附着且可以溫酒洗乾其創脣也此術易施而能得全分開也像云凡此書中用酒者則西洋所用之葡萄酒也然以我邦之酒代用而可也施此術之後要令其上下瞼緣若白膜若角膜不再粘著也故每夜以鑄爐精膏附錄塗一小片金其薄如紙者以納瞼內且以綿撒系捕容瞼緣而令眼瞼不得合著也又須令患者常眠久閉目也

其二瞼縁患諸症後症　此症則患焮腫火傷侵蝕潰瘍等之後令瞼縁全瘥著也（○）此等諸症其全閉著不少有離處者先初用尖鋒小刀穿一小孔而後可用尖頭為球之小刀如前條施術也

其三假症　此症則或久眠或久閉目之間自瞼内之脂腺滲出如膿之粘稠液以膠著瞼毛及瞼縁肉令瞼縁固結閉不以離也是眼眵症或瘡瘍之所兼發也

治法　以乳汁（附録）潤之而宜從眼眵症之治法而療之詳見眼眵症

瞼著眼球

此症則眼瞼附著眼球而不離也此患大抵在上瞼而亦下瞼者罕也

病因　或有稟受而然者或角膜白膜瞼內嘗患膿腫潰瘍或施刀截鍼刺之術於眼目之後或罹火傷之患久閉目而無開皆發此症

類證

其一全生著症　此症則眼瞼全附着於角膜或白膜者也此症未經久者則可治矣其經久者遂以爲不可治矣其久附著角膜者設令雖施截斷之術其瘢痕爲翳障而其透明不可復得矣

其二　各處有所離症　此症則或白膜或角膜各處有所離而不全附著也

治法　固持眼瞼以按定之用小刀截離之而後不斷開目數數令運動且爲防再著鑄爐精膏加乳汁㵎附録或牛酪塗擦之

眼瞼焮腫

類證

其一　外傷症　此症則由損傷創傷或行内醫手術等所發也

治法　以布袋盛主腦藥附録浸温酒以爲熨蒸之藥行之

其二諸蟲咬症　此症則由為蜂虵蟲類所刺螫所發也

治法　綿布浸冷水以此頻頻淋洗之

其三酷厲毒液症　此症則由面部赤遊丹毒麥粒腫眼胗瘡瘩等之毒液聚於眼瞼發焮腫也

治法　用下劑附錄其他宜用適宜之方法而自諸部導泄其毒液也

眼瞼蓄水腫

此症則皮色不變亦無疼痛按之軟而沒指

病因　如水之液聚于眼瞼之纖維也大抵此症則他症之所兼發也

類證

其一兼症　此症則惡濃膿病或水腫病等之水停豬于皮肉間之所兼發也

治法　宜用健運劑（附録）

其二單症　此症則非為他病所兼發者唯眼瞼為水腫也此由每多施緩和餬劑等所發也

治法　同前症

眼瞼空氣腫

此症則空氣聚滿眼瞼之纖維以為大澎脹也此頭面或諸部罹空氣腫之所兼發也

治法 宜從空氣腫之治法而療之其方法詳載于瘍醫新書空氣腫篇

眼瞼青斑

此症則血液溢流於眼瞼之纖維以生青斑也

類證

其一 外傷症 此症則由打撲損傷眼目或眼瞼所發也

治法 施刺絡法其術則詳載于瘍醫新書刺絡篇 且以布袋盛主腦藥浸溫酒可以熨蒸之

其二 隔皮傷症 此症則由前頂被隔皮傷已經二三日其瘀血溢流於眼瞼之纖維所發也

治法 同前症

其三自然症　此症則由壞血病（內科撰要所謂失微兒培告）或從婦經時或經水閉滯或姙婦其他諸病所發也

治法　宜各就其本病而療之

眼瞼餬瘤

此症則瘤腫包以囊而內有如餬者大抵由上瞼及外眥而生也此腫按之軟而移動皮色不變亦無疼痛或如榛子大或如胡桃子大或有大而澎滿于眼瞼者也

治法　其初發或未經久者以石鹼膏（附録）塗之可以消散之若無效者則須以小刀截開之蓋此瘤囊者二襲而纖維組織者也先橫截之先扶出其如餬者畢而疏解其囊

可以悉取去之若不得悉取去之可務取去其纖維之大者也其餘則以徐釀膿之方法自其創口令以膿潰去而後可行全愈也

不路乙斯曰六歲兒眼瞼生大餬瘤余截破其囊而唯其上面纖維取去之其腫二年許而得全治矣○又餬瘤不生于眼瞼而當左頰之唾管上而生（唾管詳于解體新書）是以難截開之唯其上面纖維取去之以囊底之近唾管不敢下手亦不敢貼腐藥也然可其間凡十年幸得自全愈

豫按蓋糊瘤症若不取去其所包之纖維為囊者則不數旬而必囊内復釀成如糊者故取去其囊是要

眼瞼肉瘤

此症則肉樣之瘤生于眼瞼也

類證

其一懸垂症　此症則肉瘤有蔕而下垂於眼瞼也

治法　可以絲紮切之

其二巘起症　此症則肉瘤巘起以盤居于眼瞼也

治法　可一擧截斷之

眼瞼固結腫

此症則小固結腫每在上瞼也

類證

其一善症　此症則按之則動而無疼痛皮色亦不變也

治法　内服則以恣鴝烏答[illegible]附録外用則恣鴝烏答膏

附録加別羅拉鐸納附録敷貼之

其二惡症　此症則腫硬而疼痛皮色亦變也

治法　同前症若無効者須截斷之無他伎倆矣不然動

變癌也

眼瞼癌

此症則肉結腫之其性惡惡者而終為潰爛而大抵在上

瞼也此腫也酷厲毒液之所發而其毒深者則為死癌也

類證

其一、贅結樣症　此症、則堅隆起、以為疼痛之小腫、而多是青脈纏繞其近傍也。

其二、脈纏樣症　此症、則青脈纏繞、以為刺痛也。

其三、神經樣症　此症、則其初發青色為刺痛之小腫、而經時持久、如癌瘡樣漸漸廣大、而為疼痛、皮色亦變、遂潰爛頑硬、瘡痒侵蝕、以為糜爛花也。

治法　治此症之藥劑、則來嗎必谷（附録）、別羅拉鐸納弗拉杉綏拉（附録）、泄獨木（附録）、龍膽等是也。若用右件藥劑不治者、則宜須注意監察、而截斷之、其他無術矣。

眼瞼瘤大腫

此症則因一箇瘡毒發小腫於眼瞼以為焮熱腫痛而必時日之間變為死肉也

治法　解熱皮（附録）加龍脳醋（附録）敷貼之或以鈹鍼刺開其腫而蘇合香油（附録）加龍脳塗之且以金化水（附録）洗之及貼解熱皮（豫按恐是以解熱皮爲末少許貼之也）

眼瞼麥粒腫

此症則生細小焮腫瘍于眼瞼而與小癤甚相似也

病因　此由脂腺之焮腫或食物之酷烈諸飲之慓悍或蒸發氣之閉塞或黴毒鵞瘡毒（詳于瘍醫新書鵞瘡篇）等之酷厲液所發也

不路乙斯曰余曾見一男子過飲燒酒以發此症者也

看法　此腫也每在小兒而多不消散必爲潰膿也又有木十年而再發者或有堅硬而爲瘤腫者也

治法　於其初發用金公水及下劑以疏解消散之然一晝夜而不解散者則要令其膿熟乃貼諸脂液膏〔附錄〕及緩和餬劑〔附錄〕而待其膿能熟以指徐壓之可以取去其膿汁而其餘硬尚在者則仍用前件膏劑可以至其能全消化焉也又雖全治乎數數再發者則是其腸胃中必有汚物惡液邪將有黴毒或鷄瘤毒之酷厲惡液邪是其初發之時不能消除之故也宜各就其本病而投諸藥劑以消除

其病根也

眼瞼竈腫

此症則發小腫於眼瞼而無疼痛皮色亦不變按之則動也

類證

其一固結樣症　此症則堅硬為甲錯之小腫也此每由誤治麥粒腫所發也

治法　石鹼膏附錄　或悉鳩烏答末以金公水解化貼之可以消化解散之若不解散者則貼緩發泡膏附錄可以令其膿熱也

其二瘍瘡様症　此症則青色甲錯而為刺痛之小腫也

治法　同眼瞼癌

其三囊様症　此症則平滑輭柔而無疼痛皮色亦不變之小腫也

治法　有三法

（一）第一消散法　石鹼膏或慈鳩烏答膏附録或化膿膏附録加龍腦等是也

（二）第二腐蝕法　貼峻腐石一小塊而後可施釀膿膏劑附録

（三）第三截斷法　用釀膿之法凡二三日而後須就其腫

根而截斷之也

其四　土樣症　此症則甚堅小腫而其內有如土者也

治法　截斷之外更無術也

眼瞼水泡

此症則其外頗透明而內有水液之細疱也多是唯瞼緣生之

病因　此由如水之液滲溢于眼瞼皮內所發也

治法　刺破其水泡而塗諸膽礬水（附錄）一滴或用涵鉛醋（附錄）令乾燥之

眼瞼稗腫

此症則其色帶白而硬其大如稗粒之細小腫也

病因　其眼瞼皮内有如餬者也

治法　以鈹鍼刺破其外皮可以壓出其如糊者也

眼瞼桑椹腫

此症則其色青赤而軟且無疼痛之小腫其狀與桑椹甚相似也每在上瞼而多是發于天禀也

治法　宜以母斑之治法療之（其方法詳載于瘍醫新書母斑篇）

眼瞼疣

此症則發疣於眼瞼或瞼緣也此症每多於老婦或有甚大而懸垂于上瞼以為癌瘡之質者也

類證

其一懸垂症　此症則有莖而垂也

治法　或紮切之或截斷之

其二坐症　此症則其根廣且橫于眼瞼以盤居也

治法　可截斷之

其三癌樣症　此症則青色而疼痛且青脈為纏繞也

治法　同眼瞼癌

眼瞼澁刺

此症則瞼内有物而眼每瞬動澁刺其球或為疼痛或發焮腫其患害殆與睫毛内刺同也

類證

其一砂塵入眼症　此症則歩行砂地或逢烈風而塵砂入瞼内也

治法　以金公水洗之可以出之

其二生肉粒症　此症則細小贅肉或疣生于瞼内也

不路乙斯曰此症一名瞼内桑椹腫何則以其瞼内青赤殆與桑椹相似也

其三疥癬様症　此症則生小硬疱於瞼内也

不路乙斯曰此症一名無花果瞼何則以其瞼内宛作割無花果而其口連核之状也

治法　軟膏加赤汞丹（附錄）點之内眼則升汞丹（附錄）或金黄安的謨泥（附錄）加甘汞丹用之

上瞼低垂

此症則上瞼垂覆于角膜上其狀如眠而不能全開眼瞼以妨其瞻視也〇此症治後或發斜視眼之症

類證

其一、擧瞼筋痿弱症　此症則由萎黄病（内科撰要所謂竊傑建安篤竭意密）或全身衰弱諸病或久縛眼目而無開或多施緩和劑於眼瞼等所發也

治法　以冷水數數洗之而服之用解熱皮法列ガ空納

附録銅鐵附録也。

不路斯曰以酒煮迷迭香附録趴乙木附録紫蘇附録之二物而以满小覆其上可以令其蒸氣薰眼瞼甚有良效

其一縶瞼筋麻痹症　此症則若左若右為低垂之類為麻痹若舌及顎為不遂或兼黒障也是身體之痱病及卒中之所兼發也又或有自月經閉滯痔血壅塞或眉上損傷而發者也。

治法　總在用衝動劑附録治其本病也内服則用空羅溺蛤附録外用則宜點滴冷水或雅斅名人健運酒洋未没用悶光機也。縁按原名壹刻上話慈力的乙多我那轉音云壹刻諸的羅人上話逆身體諸部則發火光令以衝動神

經絡琉璃液也予有詳說別錄且可以轉弗忙（人名）鎮痛液（附錄）弐[illegible][illegible]滴（附錄）

或荷香油（附錄）等摩擦眼瞼也

杉路乙斯曰芫菁膏（附錄）切之為弓形以貼眉上甚有功

驗○忙紫以（人名）治此症白方無功乃黒酒石油（附錄）加

蠟為膏以貼眼瞼而得全治○岡達列羅（人名）所稱用之

塗藥方法如左

鐵甲（地名）乳香（附錄）三十二錢燒酒四百錢右件入伊斯把

沉腦（地名）白石鹼（附錄）百錢乳脂二十二錢以解化之而後

加硇砂精（附錄）四十八錢以為塗藥每以少許塗眼瞼

其三　瞼匝筋牽急症　此症則卒發卒退之症也大抵是

由脾病、内科撰要所謂子宮病剖剥昆垤児、満人所謂婦人積聚類、蛔虫病、或胃中有汚物所發也、

治法　先用下劑、而後可用鎮痙劑（附録）詳見眼瞼痙急症、

其四眼瞼腫瘍症　此症則眼瞼由水腫瘍為低垂也此鯛瘤、固結腫等之在瞼上、以為其重故也

治法　其腫瘍可截斷之、

其五上瞼腫脹症　此症則由焮腫或空氣腫蓄水腫或血液溢滯於絡外等之為澎脹所發也、

治法　用下劑而外施蹂解劑蒸方（附録）

其六眼瞼延長症　此症則由天稟延長或誤治瞼上横

眼科新書　卷之一

創為低垂也。然此病因每為難知也○此症也與舉瞼筋衰弱以為低垂之症，自以為別也。夫舉瞼筋衰弱以為低垂者，則以手指舉其瞼皮，則直牽縮，而其瞼隨自舉也。此症則其瞼皮固以為延長，故雖舉之而不舉也。是其別可以自知焉耳。

治法　使法則自瞼至額，固貼硬膏，令以牽舉之也。本法則橫撮舉其瞼皮，令以作橫襞，乃以小刀截去其橫襞，而後緊合其創，以固貼硬膏，可以愈之也。

不務乙斯因採羅的速人名者曾製夾起瞼皮之具以行之，後又落乙速人名及普乙速跖羅人名等亦損益此具行

之然皆是無益之具也何則其用之不唯其不便有却傷其瞼皮故也

其七創傷症　此症則眼瞼由被創傷以横斷其舉瞼筋或額筋爲低垂也

治法　短縮其創脣令以固著而貼硬膏可以愈之不路乙斯曰岡咄尾羅名人之説一患者發眼瞼低垂且流泄粘稠液乃以拔羅列逮名人水劑洋未灌注其頂得以治焉云

兎眼

此症則眼瞼不能全閉合也此以兎之不閉眼而眠名之

也凡患此症者塵埃因入眼眼目因乾燥角膜因漸漸
為曇暗也

類證

其一舉瞼筋牽急症　此症則子宮病、脾病、蛔蟲病、癇瘈
搐搦等之所兼發也或有自劇症熱病而發者也

治法　先用鎮痙劑而後宜各就其本病而治之外用則
可施弛緩劑（附錄）

其二瞼匝筋痲痹症　此症則眼瞼由其瞼匝筋為痲痹
不遂常牽縮不能以維持舉瞼筋所發也

治法　用健神劑（附錄）及它羅溺蛤

其三、瞼匝筋衰弱症　此症則老人斷食或夜不寢或失血其他諸病是依身體致衰弱之所發也

治法　用健運劑並性良食餌而以茴香油塗眼瞼或以冷水若健運酒詳熨之

其四、創傷症　此症則眼瞼由被橫創以斷其瞼匝筋或致破裂所發也

治法　見眼瞼創傷及眼瞼破裂之條

其五、眼球腫脹及淚阜瘜肉症

治法　宜各就其本病而治之

其六、瞼內生腫瘍症　此症則球瞼之間覺有刺衝者此

由腫瘍之壓其眼瞼以令舉瞼筋短縮所發也

治法　截斷其腫瘍可以除之

其七舉瞼筋牽縮症　此症則每盛小兒於搖籃令以仰視睛明之終成其癖也此由其舉瞼筋自致牽縮所發也

治法　自上瞼連頰以硬膏固貼之九十二十七日可以令其上瞼引延于下也

其八瘢痕症　此症則由其眼瞼頰額曾患創傷潰瘍火傷等而令其瘢痕牽縮瞼皮所發也

治法　先敷弛緩膏劑附錄以紝之而後固貼硬膏可以令其上瞼引延于下也若不治者則須施所舉于下之療術也

其九瞼皮全短縮症　比症則特唯瞼皮為短縮而非挐瞼筋之所為也

治法　在伸其瞼皮先施緩和餬劑及膏劑附錄且自上瞼連頰以硬膏固貼之可以令其上瞼引延於下也行之若無效者宜行所舉于次之療術也

第一以小刀截上瞼其為創口橫而長可以作細橫溝於瞼皮也

第二如前行術而後以硬膏貼創之上脣以連額可以引舉于上下脣亦貼硬膏以連頰可以引下于下也

第三如右行術而其引延不十分者宜速復再橫截之

如前施術也

第四如右行之而令其創廣爲瘢痕可以愈之也

其六瞼皮各處短縮症　此症則各處爲短縮而非全瞼然也此患或有天稟而然者或有肉瘡痕然者

治法　唯其短縮之處横截之餘則宜如前症施術也

眼瞼外反

此症則眼瞼反轉而瞼内之赤肉翻出於外面也每在下瞼而在上瞼者罕也又兩瞼共患者逾罕也罹此患者形容醜怪且赤肉爲翻出故淚出不止及眼内爲汚穢也由此發焮腫赤肉遂爲頑硬

近内此由瞼皮之爲甚短縮所發也

類證

其一、瞼內皮膜腫脹症　此症則由鵝瘡毒、黴毒、冒寒傷冷毒、（內科撰要所謂聖京健）或眼瞼久爲焮腫等所發也

治法　用各驅除其本病之藥劑、可以消化其所浸淫瞼內之酷厲液也。外用之法則

第一、收縮劑　冷水、膽礬水、明礬水（附録）等是也

第二、腐蝕劑　峻腐石、或硇砂、安的謨湧（附録）以水解化以筆端塗其腫脹、可令以腐蝕自消也

第三、膿潰法　以鈹鍼刺破其腫脹、其翌治眼膏（附録）加

赤汞丹塗之

第四截斷法　施右諸法如無効者則以夾器挾起其所腫脹之皮膜令以為襞而以小刀截去其為襞之贅皮而後用金公水浸綿撚糸以挿入球瞼之間可以治瞼皮無附著眼膜也而數日之間日更綿撚糸且可施縛帶為

其二瘡痕症　此症則由存創傷潰瘍火傷等之瘢痕於瞼下或頰所發也

治法　其痕僅少者以蜀葵膏附録塗患處以軟緩之而以脂液膏貼頰可以扣其下瞼也若無効者其瞼内之皮膜可以截去之也

其三瞼裡皮自然延長症　此症則由瞼内皮膜延長而為膨脹所發也

治法　此症用上之收縮劑而不短縮者其瞼裡延長之處可以小刀截除之是良法也

其四創傷潰瘍症　此症則由創傷潰瘍等之作内皆接合之處所發也此瞼匝筋之所為而瞼内之皮膜為外反也〇此類瞼緣不悉外反唯其一處為外反而下瞼中間當有乾燥為破裂之處宜須注意以看察焉

治法　在治其創傷潰瘍及瞼緣破裂也

其五瞼匝筋痿弱症　此症則每發于老人或經久眼目

焮腫流出濕汁之後也

治法　宜健運劑内服則解熱皮法列力它納紫外用則冷水等也然在老人則為難治

其六瞼内瘜肉症　此症則由瞼内患潰瘍遂生息肉也

治法　截除其息肉可以治其潰瘍也

其七瞼内餬瘤症　此症則撫循之可以察知其為餬瘤也

治法　在治其餬瘤

其八牛眼症

其九淚阜息肉壓下瞼症

治法在各治其本病

眼瞼内反

此症則由眼瞼為内反其睫毛向球内以戟刺也罹此患者狀貌為醜惡且因睫毛為内刺發焮腫等之諸害也宜與前之睫毛内刺之條照見也

類證

其一瞼内短縮症　此症則瞼内曾患腫瘍其瘥之時内皮見短縮以為内卷也

治法　先拔去其睫毛以防焮腫而後横截其瞼内皮膜作創口令以延長或適宜少截去其瞼表之皮可速貼硬

膏愈之也

不路乙斯曰名工空乙蛤列羅人名每以此術治此症云

其二瞼內有瘡痕症　此症則療瞼內潰瘍之後由其瘡痕所發也

治法　同前症

其三瞼內有腫瘍症　此症則由瞼內有腫瘍其瞼緣及睫毛爲內卷也

治法　在除治其腫瘍

眼瞼疥癬

此症則生疥癬於眼瞼或瞼緣也

瘍肉　此諸般疾蔓、浸淫下眼瞼之腺也、

類證

其一、痂屑樣症　此症則生痂屑於瞼緣、或為乾燥、或為濕沾也、

治法　乳汁加龍腦、以為熨蒸方、而内服則下劑、清血劑、附錄也、

其二、頑癬樣症　此症則生細小疱於瞼緣、其痒尤甚、而遂變鱗屑也、

治法　同前症、

眼瞼赤爛

[illegible]疔、脈絡赤色而腫起也

疵肉 此由弓樣軟骨莖蒴自蒸爛腫所發也

類證

其一、酪瘍液疵 此疵則雖由諸般酪瘍液所發瘰癧外

發此方也

不路乙斯曰名哲悉京剌羅名人之說乳岩其他瘰癧截

斷之後有瘀滓為赤爛者即是瘡瘍毒既爛蝕全身之

明徵也故見如是候者則雖截斷之其為不治也明矣

治法 用各除治其本病之藥劑而外則可施金公水或

冷水也

其二眼胗症　此症則瞼縁腫起而流泄如膿之粘液也

治法　見眼胗症

其三兼症　此症則麥粒腫眼瞼焮腫其他眼瞼諸病之所兼發也

治法　宜各除治其本病也

其四發老人症　此症則由眼瞼為衰弱所發也

治法　可施冷水若無效者此為難治

眼瞼癱硬

此症則瞼縁為碩硬猶如癱也

近因　此稠皆由厚液聚積于瞼縁之腺也

類證

其一　瞼緣乾燥症

治法　外用則乳汁加悉鵠烏答龍腦及芘麻仁附所製之藥劑也内服則悉鵠烏答濃煎加龍腦甘汞所製用之

其二　眼瞼頑硬症　此症則自鶏瘤毒或黴毒而来者也

治法　神水膏可塗擦之

眼瞼創

此症則眼瞼被創傷以出血也

類證

其一　不貫徹症　此症則唯其瞼皮被横創而不徹其裡

面也

治法　以諳厄利亞膏〔詳末〕貼之、要不令以成膿、可以愈之、若令膿潰、則動眼瞼短縮、以發兎眼之症、不然或延長以發上瞼低垂之症也

其二貫徹症　此症則創傷之徹其裡面也

治法　可用諳厄利亞膏瘥之、然或有瘥後令弓樣軟骨內縮者、宜注意焉、亦須與乾燥破裂之條參考

其三眼瞼全失症　此症則以露暴眼球、故角膜漸爲雲曀、終至以喪明也

其四創內背症　此症則創內背接合之處也、宜注意而

治之瘥後有發眼瞼内反症者

治法　可用諳厄利亞膏愈之

眼瞼瘻

此症則為膿管之潰瘍生于眼瞼也

類證

其一、單症　此症則唯眼瞼生瘻瘡也

治法　與身體諸部之瘻瘡同

其二、貫徹淚囊症　此症則眼瞼瘻瘡貫淚囊以為腐潰而其毒液侵蝕下瞼或其近傍亦以為瘻瘡也

治法　截開其淚囊膿腫可以取去其毒液也然則眼瞼

及其他之瘻瘡當自治矣

眼瞼破裂

此症則其瞼緣乾燥破裂以作兔脣之狀也罹此患者形容為醜怪又發眼瞼一處為外反之症也

病因 有天稟而然者或有由創痕然者

治法 截去其瞼緣為頑硬之處而可施瘥其創口之方法也

眼瞼瞬動

此症則眼瞼頻為開闔也

近因 此眼瞼筋之見牽引也

類證

其一稟受症　此症則自然以為癖也

治法　在務成不使其瞬動之癖宜須代施縛帶於其片眼也

其二塵埃入眼症

治法　可取去之

其三腸胃有污液或蛔蟲症

治法　下劑殺蟲劑附錄等可用之

其四掣抽病症

治法　宜治其本病

其五恐怖症　此症則施療術於内翳眼之時患者恐怖以為瞬動因妨行手術也

治法　下手之初先須教諭患者令以安焉而猶或為瞬動則必選之間可停手術也

眼瞼牽急

此症則暫時之間眼瞼牽急緊結以指開之而弗能開也

類證

其一腸胃有污液症

治法　下剤殺蟲剤等可用之

其二塵埃入眼症

治法　可取去之

其三兼發症　此症則為他病所兼發也

治法　先用鎮痙劑而後宜各就其本病而療之也

其四焮腫症　此症則眼目出羅焮腫以羞明怕輝為牽縮圍閾而以指開之弗得開也

治法　在治其焮腫

其五依施内翳療術症　此症則其性易觸知殊為恐怖以妨手術也

治法　施術之前阿片以麻油解化之可以塗擦眼瞼也

眼瞼瘙痒